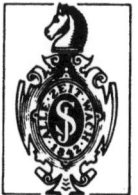

M. Dittmann

Thorakale Epiduralanalgesie (TEA)

Leitfaden für Anästhesie/
Intensivschwestern und Ärzte

Mit 34 Abbildungen

Springer-Verlag
Berlin Heidelberg New York 1982

Priv.-Doz. Dr. Martin Dittmann
Kreiskrankenhaus Bad Säckingen
Abteilung für Anästhesie/Intensivmedizin
7880 Bad Säckingen

ISBN-13: 978-3-540-11789-6   e-ISBN-13: 978-3-642-68730-3
DOI: 10.1007/978-3-642-68730-3

CIP-Kurztitelaufnahme der Deutschen Bibliothek. Dittmann, Martin: Thorakale Epiduralanalgesie: Leitf. für Anästhesie-/Intensivschwestern u. Ärzte / M. Dittmann. – Berlin; Heidelberg; New York: Springer, 1982
ISBN-13: 978-3-540-11789-6

Das Werk ist urheberrechtlich geschützt. Die dadurch begründeten Rechte, insbesondere die der Übersetzung, des Nachdruckes, der Entnahme von Abbildungen, der Funksendung, der Wiedergabe auf photomechanischem oder ähnlichem Wege und der Speicherung in Datenverarbeitungsanlagen bleiben, auch bei nur auszugsweiser Verwertung, vorbehalten. Die Vergütungsansprüche des § 54, Abs. 2 UrhG werden durch die „Verwertungsgesellschaft Wort", München, wahrgenommen

© Springer-Verlag Berlin Heidelberg 1982

Die Wiedergabe von Gebrauchsnamen, Handelsnamen, Warenbezeichnungen usw. in diesem Werk berechtigt auch ohne Kennzeichnung nicht zu der Annahme, daß solche Namen im Sinne der Warenzeichen- und Markenschutz-Gesetzgebung als frei zu betrachten wären und daher von jedermann benutzt werden dürften.

Satz, Druck u. Bindearbeiten: Schwetzinger Verlagsdruckerei
2119/314-543210

Geleitwort

Anhand 2 Gruppen gut vergleichbarer Patienten mit Rippenserienfrakturen des Basler Krankengutes konnte Dittmann eindeutig die Vorteile der thorakalen Epiduralanästhesie belegen. Die eine Patientengruppe wurde mit thorakaler Epiduralanästhesie – meist in Verbindung mit „CPAP" (continuous positive airway pressure) mittels PEEP-weaner –, die andere „konventionell" durch Intubation und PEEP (positive endexspiratory pressure) von innen „stabilisiert". Intubationsdauer, Verweilen auf der Intensivpflegestation und totale Hospitalisationszeit der mit TEA behandelten Patienten waren signifikant kürzer. Es ist deshalb verdienstvoll, daß Dittmann mit der vorliegenden Theorie und Anwendungsprobleme des Alltags gleichermaßen berücksichtigenden Monographie diese Erfahrungen mit didaktischem Geschick allgemein zugänglich macht.

Leider steht einer generellen Anwendung der TEA die Notwendigkeit eines kooperativen Patienten im Wege. Dies sollte jedoch nicht davon abhalten, sie bei den zahlreichen Patienten, die einer Behandlung mit TEA zugänglich sind, anzuwenden. Sie hat den nicht zu unterschätzenden Vorteil, einen möglichst physiologischen Atemmechanismus zu erhalten und vermeidet damit viele Probleme der Intubationsbeatmung mit PEEP.

Mit Überzeugung möchte ich der aus der Praxis geschriebenen Anleitung – sie stellt gleichzeitig einen wertvollen Erfahrungsbericht dar – eine breite und vor allem eine aufgeschlossene Leserschaft wünschen.

Martin Allgöwer

Vorwort

Das vorliegende Kliniktaschenbuch spiegelt die vergangenen zehn Jahre im Kantonsspital Basel wider. Es sei dies der Dank an alle Schwestern, Pfleger und ärztlichen Mitarbeiter der Basler wie der Bad Säckinger Intensivstation und Anästhesieabteilung.
Die Erkenntnisse der hier aufgezeigten Methoden sollten nicht verstanden werden als etwas, was nur der Universitätsklinik vorbehalten ist, sondern sie wenden sich ganz besonders an die personell schwächer ausgestatteten Intensiveinheiten mittlerer und kleiner Häuser.
Meinen Lehrern, Professor Dr. M. Allgöwer, Privatdozent Dr. G. Wolff und Professor Dr. W. W. Mushin (Cardiff, GB) gilt mein besonderer Dank.
Ein spezielles Verdienst für diese Arbeit erwarb sich Fräulein B. Buchmann, von ihr stammen alle graphischen Darstellungen. Die anatomischen Zeichnungen wurden unter der Anleitung von Professor Dr. A. von Hochstetter in verdankenswerter Weise gefertigt.
Den Sekretärinnen in Basel, Fäulein E. Köhl und Frau S. Huber sowie in Bad Säckingen, Frau E. Schmid und Frau W. Hofmann, sei an dieser Stelle für ihre Mithilfe gedankt.
Manchen sachkundigen wie redaktionellen Hinweis verdanke ich den Kollegen Drs. U. Steenblock, U. Grötzinger und F. Renkl.
Für die vielen ungezählten „Überstunden" gebührt ein besonderer Dank meiner Frau.

Bad Säckingen, im Juli 1982　　　　　　　　　M. Dittmann

Inhaltsverzeichnis

1	**Einleitung**	1
2	**Grundlagen**	3
2.1	Anatomie des Epiduralraumes	3
2.2	Wirkungsweise der Lokalanästhetika im Epiduralraum	4
2.3	Material zur Katheterepiduralanalgesie	9
2.4	Stichtechnik	9
2.5	Durchführung der thorakalen Epiduralanalgesie (TEA)	17
2.6	Spezielle Maßnahmen und Kontrollen zur Therapie	19
2.6.1	Kontinuierlich-positiver Atemwegsdruck (CPAP) in Spontanatmung	19
2.6.2	Atemgymnastik und Lagerung	21
2.6.3	Nasotracheales Absaugen	22
2.6.4	Bewußtsein und Kooperation	24
2.6.5	Psychische Führung	24
2.6.6	Beurteilung des Thoraxröntgenbildes	25
2.6.7	Beurteilung der Instabilität des knöchernen Thorax	28
3	**Messungen und Ergebnisse bei Patienten mit Rippenserienfrakturen und thorakaler Epiduralanalgesie in der Akutbehandlungsphase**	29
3.1	Vitalkapazität (VK)	29
3.2	Funktionelle Residualkapazität (FRC) und dynamische Lungencompliance (C_{dyn})	31
3.3	Arterieller Sauerstoffpartialdruck (P_aO_2)	32

4 Anwendungsbereiche der thorakalen Epiduralanalgesie (TEA) 35

4.1 TEA für Operationen 35
4.1.1 TEA in Kombination mit Intubation und Beatmung 35
4.1.2 TEA für Operationen in Spontanatmung . . . 35
4.2 TEA in der postoperativen Phase 39
4.2.1 TEA nach Thoraxoperationen 39
4.2.2 TEA nach thorakoabdominellen Operationen . 40
4.3 TEA als therapeutische Analgesie 41
4.3.1 TEA bei chronischen Schmerzzuständen . . . 41
4.3.2 TEA bei peripheren Durchblutungsstörungen . 41
4.3.3 TEA zur Diagnostik 42
4.3.4 TEA und Morphin 42
4.4 TEA bei traumatisierten Patienten 44
4.4.1 TEA bei Patienten mit Rippenserienfrakturen in Spontanatmung 44
4.4.2 TEA bei polytraumatisierten Patienten in Spontanatmung 46
4.4.3 TEA bei polytraumatisierten beatmeten Patienten 48

5 TEA im Vergleich mit Alternativmethoden am Beispiel der Rippenserienfrakturen 50

5.1 Interkostalblock 50
5.2 Spinalanästhesie 50
5.3 Allgemeine Analgetika 51
5.4 Beatmung 51
5.5 Rippenosteosynthesen 52

6 Erschwerende Voraussetzungen für TEA am Beispiel der Patienten mit Rippenserienfrakturen 53

6.1 Probleme der Identifikation des Epiduralraumes 53
6.2 Adipositas 53

6.3	Altersgrenzen für TEA	53
6.4	Pathologische Wirbelsäulenveränderungen	54
6.5	Frakturen der Wirbelsäule	54
6.6	Äußere Verletzungen	56

7 Nebenwirkungen der TEA ... 58

7.1	Hypotension	58
7.2	Bradykardie	59
7.3	Miktionsbeschwerden	59

8 Komplikationen bei TEA ... 60

8.1	Punktion von Plexusvenen	60
8.2	Durapunktion mit Leck	60

9 Kontraindikationen ... 61

9.1	Sepsis	61
9.2	Gerinnungsstörungen	61

10 Gewöhnung-Tachyphylaxie ... 62

11 Literatur ... 61

12 Sachverzeichnis ... 70

Abkürzungen

A_aDO_2 Alveoloarterielle Sauerstoffdruckdifferenz
AF Atemfrequenz (pro min.)
AoP Aortendruck oder arterieller Blutdruck (*a*ortic *p*ressure)
$AVDO_2$ Differenz zwischen Sauerstoffgehalt im arteriellen und gemischtvenösen Blut
AZV Atemzugsvolumen
$°C$ Grad Celsius
C_{dyn} Dynamische Lungencompliance
CO_2 Kohlendioxid
$CPAP$ Kontinuierlich-positiver Atemwegsdruck, wird im Text nur bei Spontanatmung gebraucht (*c*ontinuous *p*ositive *a*irway *p*ressure)
$CPPV$ Beatmung mit kontinuierlich positivem Atemwegsdruck (entspricht einer Beatmung mit PEEP) (*c*ontinuous *p*ositive *p*ressure *v*entilation)
CV Verschlußvolumen (*c*losing *v*olume)
EA Epiduralanalgesie (-anästhesie)
F_IO_2 Fraktion des Sauerstoffs im Einatmungsgemisch
FRC Funktionelle Residualkapazität
$IPPV$ Überdruckbeatmung (*i*ntermittent *p*ositive *p*ressure *v*entilation)
kg Kilogramm
KG Körpergewicht
kPa Kilopaskal
LAP Druck im linken Vorhof (*l*eft *a*trial *p*ressure)
Op Operation
P_aO_2 Arterieller Sauerstoffpartialdruck
P_AO_2 Alveolärer Sauerstoffpartialdruck
P_aCO_2 Arterieller Kohlensäurepartialdruck
PAP Druck in der A. pulmonalis (*p*ulmonary *a*rtery *p*ressure)

XIV Abkürzungen

PCWP Pulmonalkapillärer Druck (indirekt gemessener Linksvorhofdruck) (*p*ulmonary *c*apillary *w*edge *p*ressure)
PEEP Positiv-endexspiratorischer Druck (*p*ositive *e*nd*e*xpiratory *p*ressure)
P_{Oe} Ösophagusdruck
$\dot{Q}_S$ Q̇Shunt = Shuntperfusion
$\dot{Q}_T$ Q̇Total = Totalperfusion
$\dot{Q}_S/\dot{Q}_T$ Intrapulmonaler Rechts-links-Shunt, in Prozent des Herzzeitvolumens
SD Standarddeviation
S_P Spontanatmung
TEA Thorakale Epiduralanalgesie (-anästhesie)
Temp. Temperatur
TPR Peripherer Widerstand (*t*otal *p*eriphery *r*esistance)
VK Vitalkapazität (*v*ital *c*apacity = VC)
V_T Atemzugsvolumen (*t*idal *v*olume)
ZEEP Atmosphärendruck, ohne endexspiratorischen Druck (*z*ero *e*ndexpiratory *p*ressure)
ZVD Zentralvenöser Druck

1 Einleitung

Erste Versuche über die anästhetische Wirkung von Lokalanästhetika im Kaudalbereich des Epiduralraumes sind bereits vor knapp hundert Jahren durchgeführt worden [23, 28, 125]. Durch Einspritzen von Lokalanästhetika in das Cavum epidurale (Epi-, Extra-, Periduralraum) wurde damit eine neue Form der Regionalanästhesie geschaffen [103]. Mit der Möglichkeit, das Cavum epidurale auf jeder beliebigen Höhe der Wirbelsäule durch die Foramina interlaminaria zu erreichen [95, 96], ergaben sich damit Bedingungen, Lokalanästhetika in der Umgebung der Einstichstelle, segmental, entsprechend den benachbarten vorderen und hinteren Nervenwurzeln einwirken zu lassen.
Bereits 1912 beschrieb Läwen [90] in einer leider wenig beachteten Arbeit die Kombination der Inhalationsnarkose mit Epiduralanästhesie. Den ersten klassischen Beitrag für die klinische Anästhesie mit Zugang in den lumbalen Epiduralraum lieferte 1921 Pagés [111]. Er beschrieb auf Grund seiner Erfahrungen bei chirurgischen Patienten den Gebrauch der Epiduralanästhesie, die Vor- und Nachteile dieser Methode sowie die Indikationen, die bis auf den heutigen Tag ihre Gültigkeit behalten haben. 10 Jahre später wurde über die Methode des Resistenzverlustes zur Identifizierung des Epiduralraumes berichtet [48]. Mit Einführung eines Polyäthylenkatheters in den Epiduralraum war der Grundstein für die segmentale Daueranalgesie gelegt [32, 138, 139].
Seit den 50er Jahren haben eine große Anzahl von Autoren wesentlich zum heutigen Wissen über die Pharmakodynamik und -kinetik sowie die Wirkungen und Nebenwirkungen der Lokalanästhetika im Epiduralraum beigetragen [5, 6, 7, 8, 12, 13, 15, 17, 29, 30, 80, 91, 95, 104, 134].
Bereits 1965 benutzten Lloyd et al. [92] die lumbale Epiduralanästhesie zur Behandlung von Patienten mit Rippenserienfrakturen in Spontanatmung.
Noch vor zehn Jahren galten Thoraxverletzte mit multiplen Rippenfrakturen als schwer zu behandelnde Patienten mit entsprechend hoher Letalität. Avery's Konzept der Intubation und Beatmung begann sich

2 Einleitung

seit 1956 weltweit durchzusetzen [3] und bot *die* Alternative zu stabilisierenden Operationen. Die einseitige Auslegung seines Konzeptes der „internal pneumatic stabilization" führte dazu, daß praktisch alle Patienten mit multiplen Rippenfrakturen beatmet wurden. Die möglichen Nebenwirkungen, die jede Langzeitbeatmung mit sich bringt, wurde zum Ansporn, nach einer anderen Lösung für solche Patienten zu suchen, bei denen „nur" die Rippenfrakturen im Vordergrund standen. Seit 1973 haben wir die thorakale Epiduralanalgesie (TEA) auf ihre Wirksamkeit zur Behandlung von Patienten mit Rippenserienfrakturen und instabilem Thorax geprüft [40, 41].

Mit der Entwicklung eines Atemhilfegerätes zur Gabe von kontinuierlich-positivem Atemwegsdruck (CPAP) und dessen Weiterentwicklung [42, 43, 47] erfuhr das Konzept zur Behandlung einer reduzierten funktionellen Residualkapazität (FRC) (z. B. nach großen Oberbaucheingriffen oder nach Traumen) eine wesentliche Erweiterung. Beim erwachsenen Patienten kann seither, egal ob intubiert oder über eine Gesichtsmaske, beliebig lang, in Spontanatmung ein kontinuierlichpositiver Atemwegsdruck aufrechterhalten werden. Durch die Kombination von TEA und CPAP ist es so möglich, Patienten mit eingeschränkter funktioneller Residualkapazität gezielter zu behandeln.

Trotz der geschilderten Fortschritte ist es auffällig, daß die Epiduralanalgesie ein Schattendasein führte und besonders durch den rasanten Aufschwung der Intubationsnarkose nach dem zweiten Weltkrieg beinahe in Vergessenheit geriet. Erst in jüngster Zeit gewinnt diese Technik bei der jungen Generation der Chirurgen und Anästhesisten wieder erneutes Interesse. Der Grund für die Zurückhaltung gegenüber der Epiduralanalgesie liegt aber nicht allein in einer Überbewertung der modernen Intubationsnarkose, sondern ist in der Schwierigkeit der Auffindung des Epiduralraumes selbst zu suchen. Zeugen hierfür sind die vielen Modifikationen und Erfindungen zur Identifikation des Epiduralraumes [18, 33, 48, 50, 67, 68, 95, 109]. Aus der verständlichen Sorge um iatrogene Schäden, besonders beim thorakalen Vorgehen, ist es verständlich, daß eine Scheu vor dem thorakalen Zugang bis heute besteht. Die Sicherheit der technischen Durchführung der thorakalen Epiduralanalgesie beruht aber nach wie vor auf dem Fingerspitzengefühl und dem anatomischen Vorstellungsvermögen des ausführenden Arztes. Trotzdem ist es verfehlt, zu meinen, mit einem richtig plazierten Epiduralkatheter seien die Probleme für den Patienten gelöst. Thorakale Epiduralanalgesie (TEA) wird erst dann voll wirksam, wenn alle flankierenden Maßnahmen sich als ein sich ergänzendes Konzept verstehen.

2 Grundlagen

2.1 Anatomie des Epiduralraumes

Der Epiduralraum, das Cavum epidurale (Extraduralraum oder Periduralraum), beginnt am Foramen occipitale magnum und endet auf der Höhe von S_2–S_3 im Hiatus sacralis mit dem Ligamentum sacrococcygicum. Die äußere Auskleidung dieses Raumes ist die Endorhachis, die als Periost den Wirbelkörpern aufliegt. Die nach innen gerichtete Wand des Cavum epidurale ist die Dura mater spinalis, die mit der Arachnoidea spinalis und der Pia mater spinalis das Rückenmark sowie die vorderen und hinteren Nervenwurzeln einscheidet. Beim Durchtritt der vorderen und hinteren Nervenwurzeln durch das Cavum epidurale wird die Durascheide zum Epineurium der spinalen Nervenwurzeln. Im Epiduralraum befindet sich der stark verzweigende, klappenlose innere Venenplexus des Vertebralkanals (Abb. 1).
Ringförmig und vielverzweigt angeordnet, auf der Höhe eines jeden Wirbelkörpers, enthält dieser Venenplexus Zuflüsse von den Venen des Rückenmarks (Vv. spinales), des Wirbelkörpers (Vv. basivertebrales) sowie des Wirbelbogens. Der Venenplexus bildet ein vertikalwärts angeordnetes Netz im Epiduralraum, das stark mit den Intervertebralvenen (Vv. intervertebrales) anastomosiert und schließlich über die V. azygos und V. hemiazygos in die V. cava superior drainiert. Über dieses anastomosierende Netz von Venen ist so nach kaudal eine Verbindung zu den Beckenvenen und nach kranial eine Verbindung zu den tiefen Hals- und Kopfvenen geschaffen.
Zwischen jeweils 2 hinteren Anteilen der Wirbelbögen spannt sich dorsal bis in die Gelenkfortsätze das Ligamentum flavum aus (Abb. 2a, b). Es bedeckt das Foramen interlaminare. Das Foramen interlaminare ist annähernd rund im Lumbalbereich, es wird zunehmend abgeflacht im thorakalen, zervikalen und sakralen Bereich.
Die Weite des Cavum epidurale schwankt zwischen 2–12 mm und wird in der mittleren Thoraxregion mit 6 mm angegeben [96]. Im Epiduralraum herrscht ein leicht negativer Druck, und zwar überträgt sich der negative intrathorakale Druck auf den Intervertebralraum und von

4 Grundlagen

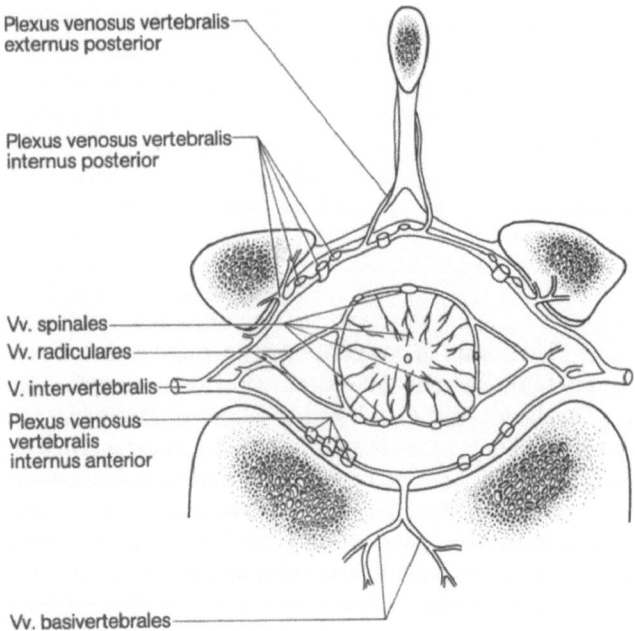

Abb. 1. Venengeflechte der Wirbelsäule. Schematischer Querschnitt im thorakalen Bereich

dort in die Foramina intervertebralia, die den Zugang zum Epiduralraum verschaffen.

Die Processus spinosi der thorakalen Wirbelsäule (Abb. 3) sind schärfer abgewinkelt als im lumbalen Bereich, das gilt besonders für die Dornfortsätze Th_5–Th_8, so daß man hier in einem tangentialen Winkel von 20°–70°, je nach Lagerung und individuellen anatomischen Gegebenheiten der Patienten, den Eingang ins Foramen interlaminare findet (s. Stichtechnik, s. S. 9).

2.2 Wirkungsweise der Lokalanästhetika im Epiduralraum

Der Wirkungsverlauf von Lokalanästhetika im Epiduralraum läßt sich schematisiert folgendermaßen erklären [142, 15] (Tabelle 1). In Abhängigkeit von der injizierten Menge (Volumen · Konzentration) des Lokalanästhetikums breitet sich das Lokalanästhetikum longitudinal im Epiduralraum aus. Wegen der guten Vaskularität des Epidural-

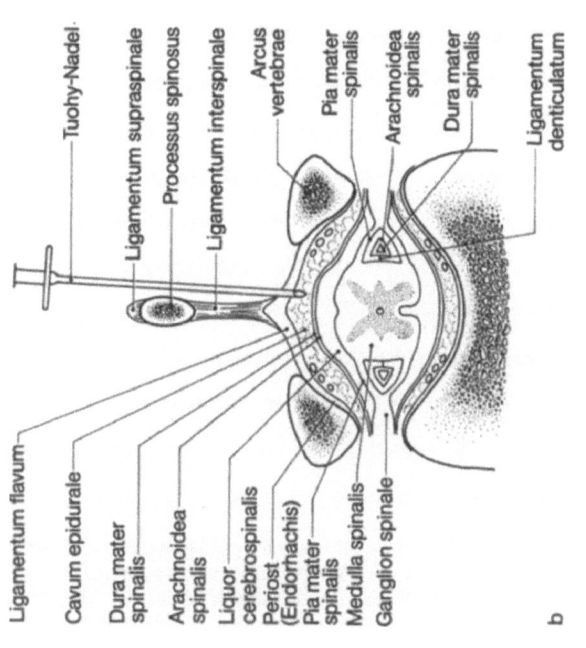
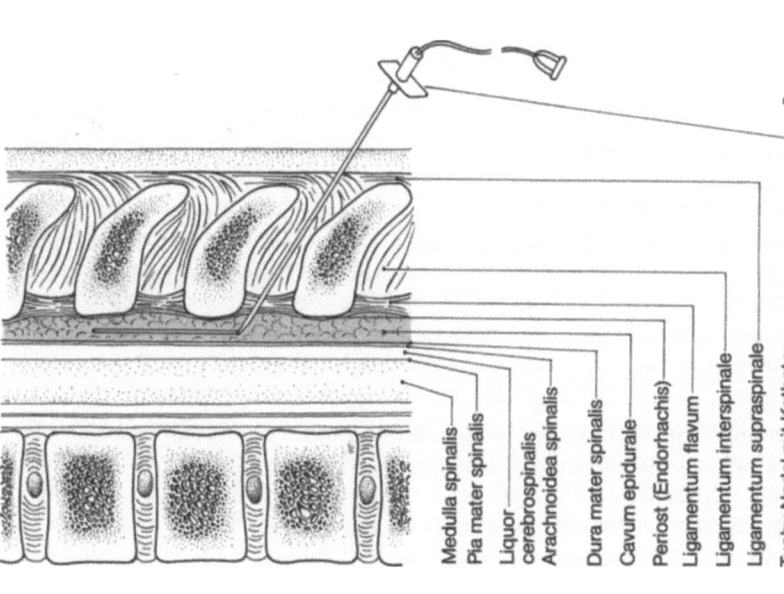

Abb. 2. a Schematischer Längsschnitt des Rückenmarks und der Wirbelsäule von Th_2-Th_5. **b** Schematischer Querschnitt vom Rückenmark und der Wirbelsäule auf Höhe des Wirbelkörpers Th_3

6 Grundlagen

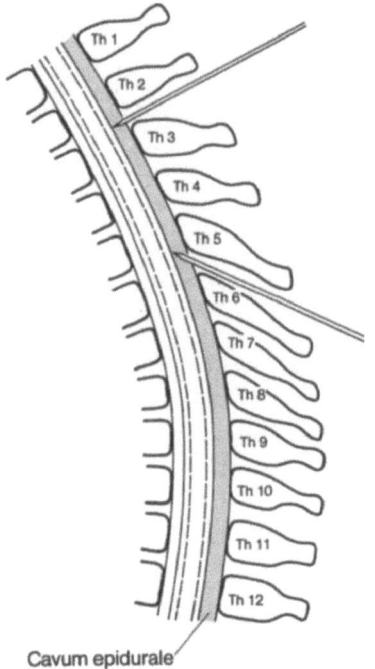

Abb. 3. Schematische Darstellung der thorakalen Wirbelsäule im Längsschnitt. Die beiden Epiduralkanülen zeigen die veränderten Stichwinkel entsprechend ihrer unterschiedlichen anatomischen Gegebenheiten

raumes wird hier sofort ein Teil aufgenommen und geht direkt in den Kreislauf über. Ein weiterer Teil des injizierten Lokalanästhetikums fließt durch die Foramina intervertebralia in den Paravertebralraum ab. Dieser Vorgang ist altersabhängig. Je älter der Patient ist, desto größer wird die Wahrscheinlichkeit, daß durch Sklerose die Foramina intervertebralia verschlossen sind und damit nur wenig Lokalanästhetikum aus dem Epiduralraum abfließt. Die Folge hiervon ist eine größere longitudinale Verteilung. Im Paravertebralraum angelangt, diffundiert das Anästhetikum in die umhüllenden Strukturen der Nervenfasern, und es kommt zu einem peripheren Nervenblock. Gleichzeitig diffundiert das Lokalanästhetikum durch seine zentripetal gerichtete Wirkung zu den Spinalganglien und den Wurzelaustrittsstellen im Rückenmark und gelangt schließlich in den Liquor cerebrospinalis. Der als vorrangig anzusehende Wirkungsmechanismus eines Lokalanästhetikums, die Blockierung der Nervenleitung, geschieht durch Diffusion des Anästhetikums im Epiduralraum. Es diffundiert in das vorhandene Fett- und Lymphgewebe sowie in die im Epiduralraum gelegenen Ner-

Tabelle 1. Schema der Aufnahme, der Verteilung und der Ausscheidung eines epidural injizierten Lokalanästhetikums. (Verändert nach Widman 1975 [142])

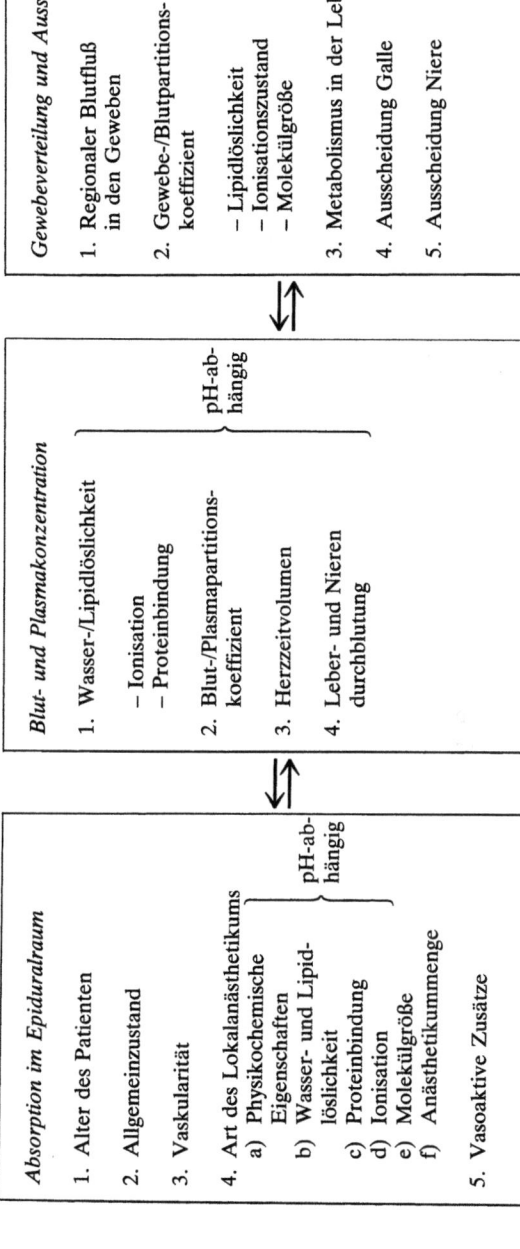

venfasern, und schließlich diffundiert es durch die Dura mater selbst in den Subarachnoidalraum, um von hier in den Liquor cerebrospinalis zu gelangen. Einmal im Liquor angelangt, diffundiert das Anästhetikum in die Substantia nigra des Rückenmarks, aber auch zu den Nervenwurzeln, den Spinalganglien und von dort aus weiter in die peripheren Nerven.

Da in der thorakalen Region die Nervenwurzeln dünner sind als in der lumbalen, sind für die gleiche Wirksamkeit im thorakalen Bereich kleinere Anästhetikummengen erforderlich. Als Faustregel für thorakal applizierte Lokalanästhetika kann man eine Reduktion der zu erwartenden Menge um etwa 30% ansetzen gegenüber derjenigen für lumbale Epiduralanalgesie.

Abbildung 4 zeigt schematisch den Wirkungseintritt nach Überschreiten der Schwellenkonzentration. Das Anästhetikum erreicht im Erfolgsorgan ein Wirkungsmaximum und fällt exponentiell auf ein Minimum wieder ab. Nach Unterschreiten der Schwellenkonzentration am Wirkort erlischt erst der motorblockierende und dann der analgetische Effekt. Diesem Prinzip unterliegen alle Lokalanästhetika. Die Wirkungsintensität eines Lokalanästhetikums hängt neben der applizierten Menge aber auch davon ab, wie lange das Anästhetikum am Ort der Injektion mit Vasokonstriktoren gehalten werden kann, und vom exponentiellen Verlauf des Abbaus am Wirkungsort [15, 31, 58, 93, 119].

Die klinische Wirkung der Lokalanästhetika befolgt die Sequenz: Vasodilatation durch Ausschaltung der autonomen Fasern, Schmerzausschaltung durch Blockierung der A-Delta-Fasern und C-Fasern,

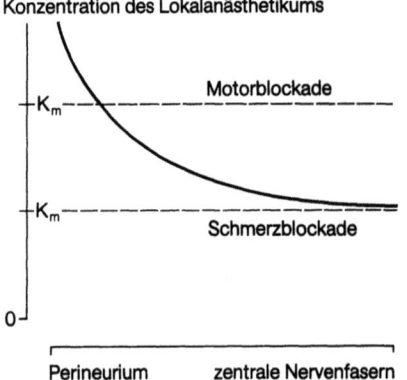

Abb. 4. Exponentielle Abklingkurve mit Unterschreiten der minimalen Lokalanästhetikakonzentration (K_m) für Motor- und Schmerzblockade. Das Lokalanästhetikum erreicht zuerst das Perineurium und dann die inneren Strukturen eines Nervenfaserbündels. (Verändert nach de Jong [80])

Berührungsdiskriminierungsverlust und schließlich motorische Ausschaltung der A-Alpha-Fasern. Man kann daher den frühen Wirkungseintritt bei Zweifel an einer geglückten Technik überprüfen, ob die Venen auf dem Fußrücken des Patienten dilatieren, und nach etwa 10–15 min die Zehen wärmer werden. Beim männlichen Patienten ist die Elongatio penis ein Zeichen für die erfolgreiche Technik.

2.3 Material zur Katheterepiduralanalgesie

Das verwendete Material zur Katheterepiduralanalgesie wird aus praktischen Gründen in zwei Sets unterteilt. Der unsteril anzufassende allgemeine Teil (Abb. 5a) umfaßt das Material zur Desinfektion, Operationskittel, Sprays, Kanülen und Anästhetika. In einem steril zu behandelnden Teil (Abb. 5b) sind die Epiduralkanüle mit dem Epiduralkatheter, das Bakterienfilter, eine silikonisierte gut gleitende Glasspritze, eine 50-ml- und eine 5-ml-Spritze zum Einmalgebrauch, Kanülen, sterile Handschuhe, sterile Abdecktücher sowie eine sterile Abdeckfolie zu finden. Die hier beschriebene Punktionskanüle ist eine Tuohy-Flügelnadel zum Einmalgebrauch mit dazugehörigem markierten Polyäthylenkatheter. Die Epiduralnadel hat eine Zentimetereinteilung auf der Kanüle, und der dazugehörige Epiduralkatheter ist mit Marken versehen, so daß man sich leicht über die vorgeschobene Länge orientieren kann [34, 50]. Die Flügel an der Tuohy-Nadel ermöglichen eine wesentlich kontrolliertere Führung der Nadelspitze. Beide Hände des Anästhesisten umfassen die Flügelnadel und die Hände stützen sich am Rücken des Patienten ab.
So läßt sich die Kraft beim Vorschieben der Kanüle gut dosieren, und selbst bei gelegentlichen Bewegungen des Patienten kann damit eine adäquate Führung der Punktionskanüle erreicht werden.

2.4 Stichtechnik

Vor Beginn der Epiduralanalgesie wird der Patient über die Technik aufgeklärt. Zur Entnahme von arteriellen Blutgasanalysen wie auch zur elektronischen Blutdrucküberwachung haben die Patienten einen Katheter in der A. femoralis und einen Katheter in der V. subclavia zur Flüssigkeitssubstitution für allfällige intravenöse Gaben von Sedativa, Analgetika oder vasoaktiven Substanzen.

10 Grundlagen

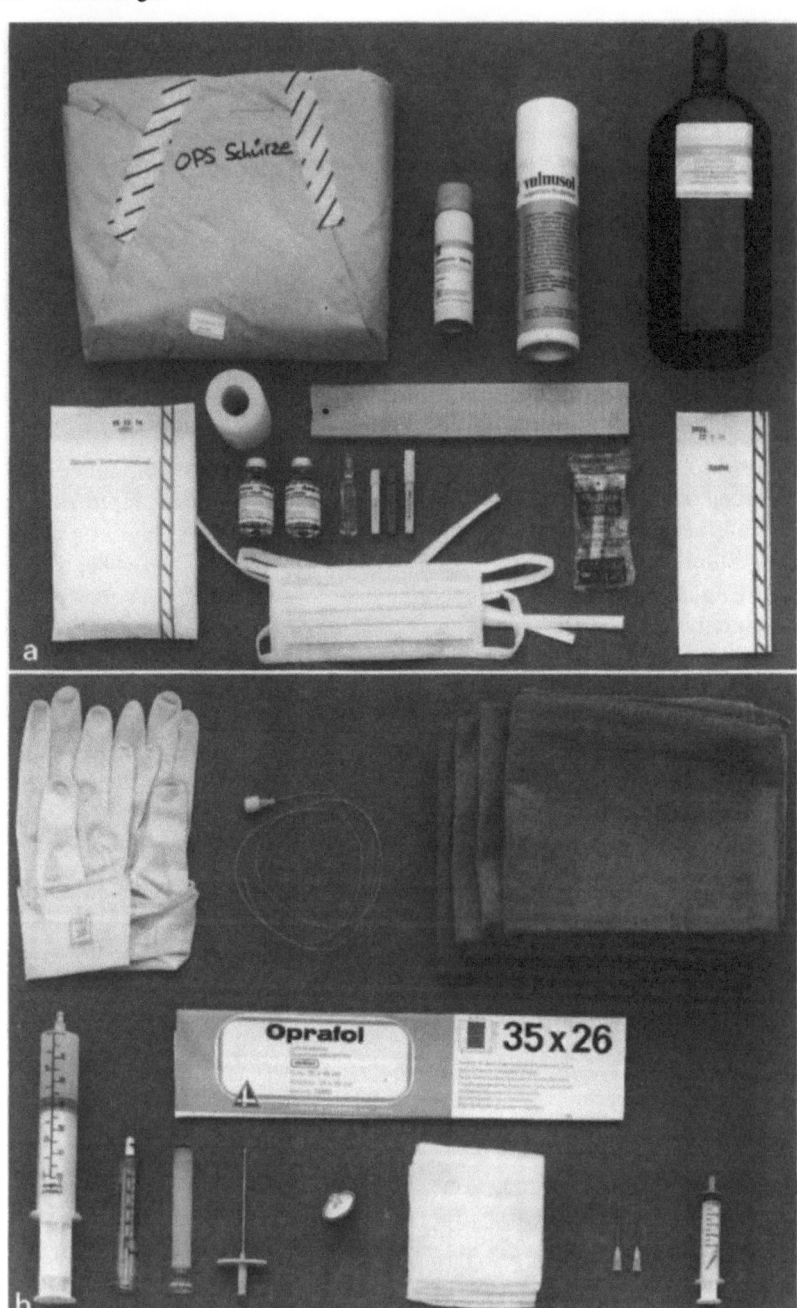

◀ **Abb. 5. a** Epiduralset (allgemeiner Teil). Sterile OP-Schürze, Citomyxin Spray, Vulnusol Spray, Desogen, Päckchen mit sterilen Tupfern und Kompressen, durchsichtiges Heftpflaster, Carbostesin 0,5% + Adrenalin, Lidocain 1%, Kanülen, Kopfschutz, Mundschutz, Handrasierapparat wegwerfbar, steriler Holzspatel. **b** Epiduralset (spezieller Teil). Sterile Handschuhe, markierter Epiduralkatheter, 4 sterile Abdecktücher, 50-ml-Plastikspritze, 10-ml-Glasspritze silikonisiert, Tuohy-Epiduralnadel mit Steg, selbstklebende sterile OP-Abdeckfolie, Bakterienfilter, sterile Kompressen, 2 Kanülen, 5-ml-Spritze

Nach Befragen wird der Patient auf die Seite seiner Wahl gedreht und wie zur Lumbalpunktion gelagert. Das Ziel ist es, eine möglichst gute Kyphosierung der Wirbelsäule zu erreichen. Oft ist dies erst unter Mitwirkung einer Hilfsperson möglich, die auf dem Bett kniend den Nacken und die angewinkelten Beine des Patienten zwischen die Arme nimmt (Abb. 6). Gelingt so die Punktion nicht, wird sie in sitzender Stellung ausgeführt (Abb. 7). In solchen Fällen werden die Beine des Patienten zuerst von den Zehengrundgelenken bis in die Inguinalgegend mit elastischen Binden straff umwickelt, um so der zu erwartenden Vasodilatation nach erfolgreicher Epiduralanalgesie vorzubeugen. Vor der Punktion wird der Rücken des Patienten großflächig desinfiziert und steril abgedeckt. Der Anästhesist trägt Haube, Mundschutz und einen sterilen Kittel sowie sterile Handschuhe. Nach Abtasten der Abstände zwischen den Processus spinosi mit dem gebeugten Daumenendglied wird derjenige Zwischenraum gewählt, der möglichst groß und gut abgrenzbar ist und außerdem etwa in der Mitte des zur seg-

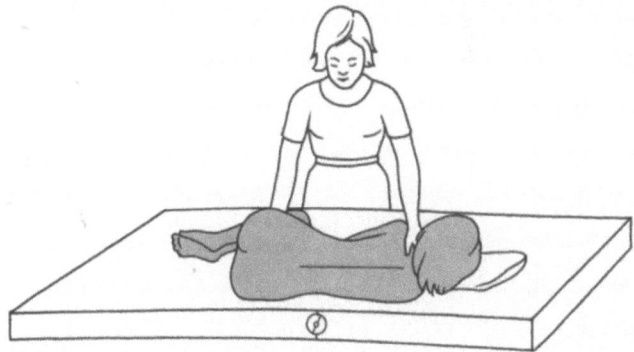

Abb. 6. Lagerung einer Patientin in rechter Seitenlage. Die Hilfsperson kniet auf dem Bett und drückt das Kinn der Patientin auf die Brust, die angewinkelten Beine werden in den Kniekehlen gehalten. Die Patientin wird aufgefordert einen „Katzenbuckel" zu machen. Die möglichst waagerechte Lage der Wirbelsäule wird durch die abgewinkelte Unterlage individuell unterstützt

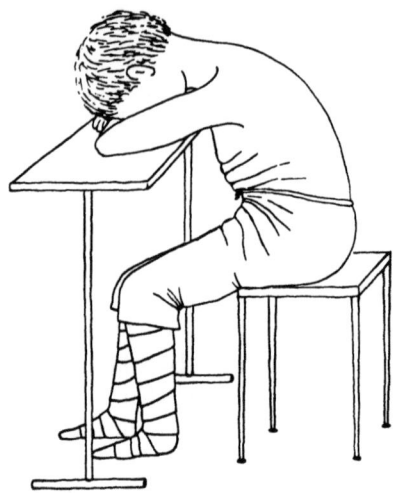

Abb. 7. Die sitzende Stellung eines Patienten. Der Patient legt seinen Kopf und seine Arme auf ein tiefgestelltes Tischchen, damit wird besonders bei schlecht kooperierenden und adipösen Patienten eine bessere Kyphosierung erzeugt. Die Beine des Patienten sind mit elastischen Binden umwickelt

mentalen Analgesie gewählten Bereiches liegt. Nach Setzen einer Hautquaddel wird mit einer dünnen Punktionskanüle in Richtung auf das Foramen interlaminare mit 1%iger Lidocain-Lösung (1–3 ml) infiltriert. Wenig später kann man dann die Haut mit einer dicken Kanüle perforieren und so der Tuohy-Nadel den Weg bahnen. Eingegangen wird in der hinteren Mittellinie, und zwar in einem Winkel, der durch die Neigung der Dornfortsätze vorgegeben ist (Abb. 3). Gelingt auf diese Weise ein erfolgreiches Vordringen zum Foramen interlaminare nicht, so wird von der hinteren Mittellinie 0,5–2,0 cm abgewichen und mit diesem „lateralen" Zugang [48] probiert, das Foramen interlaminare und das dort vorhandene Ligamentum flavum zu erreichen.

Der Flügel der Tuohy-Nadel wird mit beiden Händen umfaßt, die Hände stützen sich dabei fest am Rücken des Patienten ab, und die Nadelspitze wird langsam bis vor das Ligamentum flavum vorgeschoben (Abb. 8a). Nach Entfernen des Mandrins wird eine gut gleitende 5-ml- oder 10-ml-Glasspritze auf den Konus der Tuohy-Nadel gesetzt. Die nur mit Luft gefüllte Spritze zeigt einen federnden Widerstand des Stempels bei *behutsamem!* Druck mit dem Zeigefinger an. Sobald die Nadelspitze das Ligamentum flavum durchsticht, kommt es zu einem Resistenzverlust (loss of resistance) (Abb. 8b), so daß man die in der Spritze vorhandene Luft in den Epiduralraum insufflieren kann. Nicht selten läßt sich feststellen, wie sich der Spritzenstempel atemsynchron bewegt. Dieses Phänomen beruht auf einem leicht negativen Druck im Epiduralraum und wurde verschiedentlich in der Literatur beschrieben

Stichtechnik 13

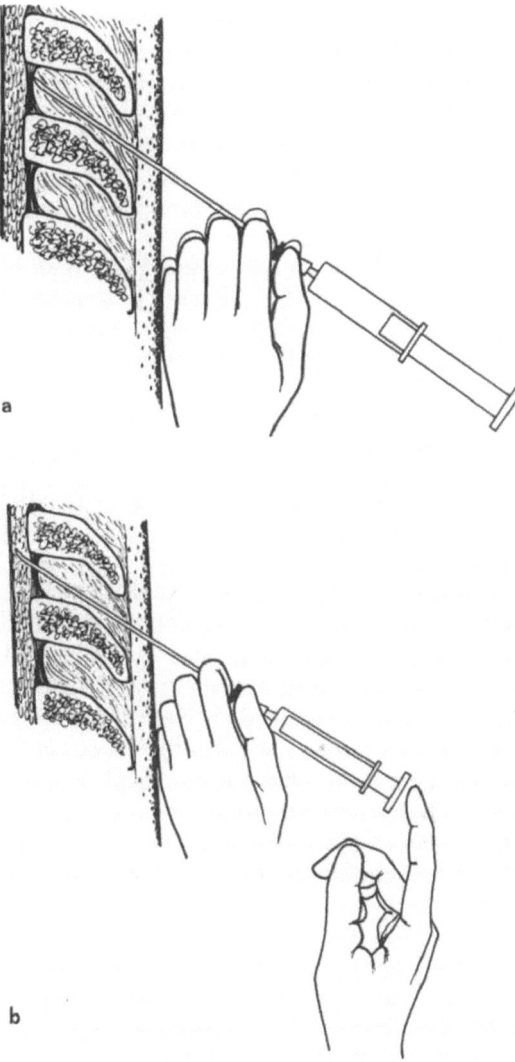

Abb. 8. a Beide Hände des Arztes stützen sich am Rücken des Patienten ab. Die Zeigefinger und Daumen beider Hände halten den Steg der Tuohy-Nadel. Die aufgesetzte Glasspritze ist mit Luft gefüllt. Die Tuohy-Nadelspitze befindet sich unmittelbar vor dem Ligamentum flavum. **b** Das Ligamentum flavum ist perforiert, die Spitze der Tuohy-Nadel liegt jetzt im Epiduralraum. Der linke Zeigefinger und Daumen des Arztes halten unverändert die Tuohy-Nadel mit der Glasspritze in Position. Der Zeigefinger der rechten Hand insuffliert vorsichtig Luft aus der Spritze. Die Dosierung mit dem Zeigefinger ist in jedem Fall dem Gebrauch des Daumens vorzuziehen (s. Abb. 8a)

[12, 37, 68, 77, 96]. Nach Dawkins [34] soll sich der negative Druck in 80% aller Patienten nachweisen lassen. Gelingt es nicht, auf Grund des Resistenzverlustes den Epiduralraum zu identifizieren, so wird nach der Methode von Gutiérrez [67] ein Tropfen Lokalanästhetikum oder physiologische Kochsalzlösung an das Ende der Epiduralkanüle gesetzt (Abb. 9). Sobald die Nadel das Ligamentum flavum perforiert, wird der Tropfen entsprechend dem negativen Druck im Epiduralraum in die Kanüle gesogen.

Aus der Vielzahl der möglichen Techniken zur Auffindung des Epiduralraumes seien noch zwei weitere erwähnt: Anstelle der Glasspritze verbindet man die Epiduralkanüle mit einem Infusionssystem, welches 0,9%ige Kochsalzlösung enthält. Sobald das Ligamentum flavum durchbohrt ist, beginnt die Infusion schnell zu tropfen (Abb. 10) [33]. Eine andere Möglichkeit ist der Einsatz des Oxford-Ballons. An die Stelle der Glasspritze tritt ein kleiner Gummiballon (Abb. 11) [94], der mit Luft gefüllt wird, sobald die Epiduralnadelspitze vor dem Ligamentum flavum liegt. Bei Perforation des Ligamentum flavum kollabiert der Ballon.

Nachdem der Katheter die Tuohy-Nadel passiert hat, wird er nur soweit vorgeschoben, wie es ohne Widerstand möglich ist. Wie bereits von anderen Autoren mehrfach beschrieben [10, 106, 121], hat es wenig Sinn, den Katheter mehr als maximal zwei Wirbelkörperhöhen vorschieben zu wollen. Der Katheter biegt sonst nach lateral ab oder rollt sich auf. Bevor die Tuohy-Nadel entfernt wird, überprüfen wir durch Aspiration, ob die Katheterspitze nicht in einer Plexusvene oder gar im Subarachnoidalraum liegt. Ist dies nicht der Fall, so wird mit einer stopfenden Bewegung der Katheter gegen die zurückziehende Nadel festgehalten, ohne daß ein Zug auf den Epiduralkatheter ausge-

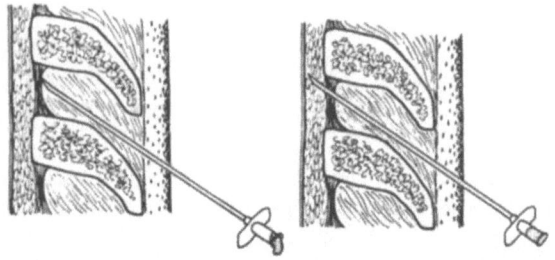

Abb. 9. An den Konus der Tuohy-Nadel ist ein Tropfen Anästhetikumlösung angehängt. Sobald man das Ligamentum flavum perforiert hat, wird der „hängende Tropfen" in das Nadelinnere eingesogen. (Methode nach Gutiérrez [67])

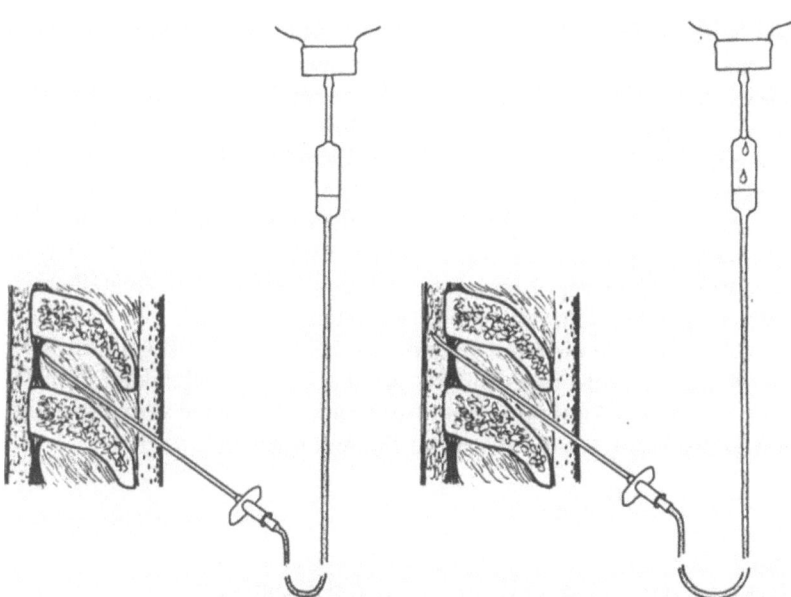

Abb. 10. Die Tuohy-Nadel ist mit einem Infusionssystem verbunden, das sterile 0,9%ige Kochsalzlösung enthält. Sobald die Tuohy-Nadel das Ligamentum flavum perforiert hat, beginnt die Kochsalzlösung in den Epiduralraum abzufließen

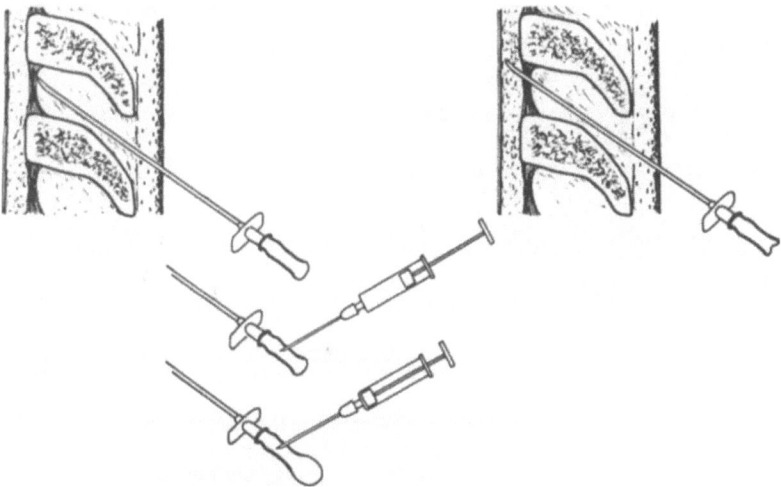

Abb. 11. Oxford-Ballon nach Macintosh. Der Oxford-Ballon wird mit dem Konnektor der Tuohy-Nadel verbunden, sobald die Nadelspitze sich vor dem Ligamentum flavum befindet. Füllen des Ballons mit Luft, der Ballon kollabiert nach Perforation des Ligamentum flavum mit der Tuohy-Nadel

16 Grundlagen

übt wird. Je nach Kathetermodell läßt sich die Epiduralnadel vom Katheter ganz entfernen, oder bei verschweißtem Katheterkonnektor bleibt die Epiduralnadel am Konnektorenende. Die Nadelspitze wird dann mit einem Protektor versehen. Schließlich wird das Katheterende mit einem Bakterienfilter verbunden. Damit der Katheter über Tage funktionstüchtig bleibt, ist es wichtig, die Austrittsstelle auf der Haut gut zu polstern; so kann der Katheter nicht scharf knicken (Abb. 12a, b). Nach Besprühen der Katheteraustrittsstelle mit einem Haftspray wird das dicke Gazepolster mit einer durchsichtigen, hautfreundlichen, selbstklebenden Operationsfolie versehen. Der Rest des Katheters wird ebenfalls auf die Haut geklebt und bis auf die Brust geführt. Eine 20-ml- oder 50-ml-Einmalspritze, die das Lokalanästhetikum enthält, wird mit dem Bakterienfilter am Epiduralkatheterende verbunden und mit Heftpflaster auf die Brust des Patienten geklebt.

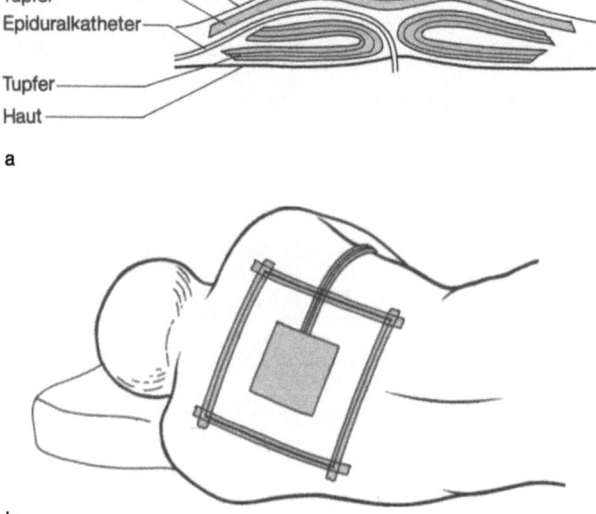

Abb. 12. a Querschnitt des gepolsterten Epiduralkatheters und der Abdeckfolie am Rücken des Patienten. **b** Endgültige Fixierung des Epiduralkatheters mit Kompressen, Folie und Verklebung des Katheters bis auf die Brust des Patienten

2.5 Durchführung der thorakalen Epiduralanalgesie (TEA)

Nachdem der Katheter im Epiduralraum plaziert ist, wird ein Bolus von 2–5 ml Bupivacain 0,5% mit Adrenalin 1:200 000 durch den Katheter gegeben, und nach 20–30 min die Analgesiegrenzen der so schmerzausgeschalteten Dermatome mit einer spitzen Nadel („pinprick") getestet. Auf die sich zum Teil widersprechenden Angaben über die Grenzen der einzelnen Dermatome sei hier nur hingewiesen [55, 82]. Unsere Einschätzung der schmerzfreien Dermatome beruht auf den Untersuchungen von Brügger [19] (Abb. 13), der im Rahmen von Herpes-zoster-Patienten umfangreiche Untersuchungen über die einzelnen Dermatome in jüngerer Zeit durchführte.

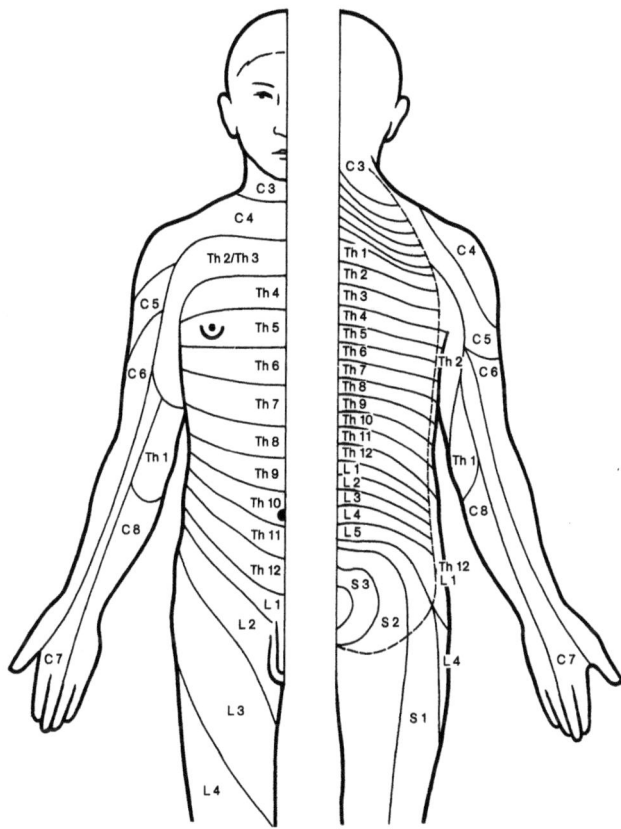

Abb. 13. Ventrale und dorsale Ansicht der Dermatome beim Erwachsenen. (Verändert nach Brügger [19])

Durch Lagerung des Patienten auf die zu operierende oder besonders schmerzende Seite zur weiteren Gabe des Lokalanästhetikums ist eine Verbesserung der Analgesie dort möglich. Durch Kopftieflage läßt sich z. B. die Analgesiegrenze um 1–2 Dermatome nach kranial verlegen, und in sitzender Position kann die Analgesiegrenze nach kaudal erweitert werden. Mit Einsetzen der Lokalanästhetikumwirkung kommt es zu einer Ganglioplegie des sympathischen Systems, was sich in einer Vasodilatation des entsprechend ausgeschalteten Innervationsgebietes der betroffenen Dermatome mit erwärmter Haut in diesem Bereich dokumentiert. Ist die Schmerzausschaltung und die motorische Blockade zu gering, so erhöhen wir die folgende Dosis um etwa 20% gegenüber dem Ausgangswert. Die Voraussetzung hierfür ist, daß der Patient bisher keinen Abfall seines arteriellen Blutdrucks zeigt. Die am Patienten tätige Schwester überprüft in regelmäßigen Abständen die Analgesiegrenzen und befragt gleichzeitig den Patienten über seine Schmerzen. Ebenfalls werden nach ärztlicher Verordnung mit dem Wright-Respirometer[1] die Vitalkapazität und das Atemzugvolumen bestimmt und zusammen mit der Atemfrequenz protokolliert. Sobald die Vitalkapazität unter die empirische Grenze von 15 ml/kg KG abfällt oder der Patient über zunehmende Schmerzen klagt, erhält er einen neuen Bolus des Lokalanästhetikums über den liegenden Epiduralkatheter. Oft verneint der Patient seine Schmerzen, und erst nach Aufforderung zum Husten wird die Indikation für einen erneuten Bolus eindeutig. Nach Gabe des Lokalanästhetikums wird in den darauffolgenden 30 min der Blutdruck häufig kontrolliert. Unterschreitet der arterielle Mitteldruck eine vom Arzt festgesetzte Grenze, so werden schnell 250 ml Ringerlösung intravenös infundiert. Läßt sich der Blutdruckabfall mit dieser Maßnahme und zusätzlicher Bandagierung der unteren Extremitäten nicht schnell beheben, so entscheidet der behandelnde Arzt, ob weiterhin mit Volumensubstitution oder mit vasoaktiven Substanzen korrigiert werden muß (s. S. 58, Hypotension).
Die Intervalle zwischen den Lokalanästhetikadosen sind primär nicht festgelegt, sondern werden auf Grund der Messung der Vitalkapazität (VK) und dem subjektiven Schmerzempfinden des Patienten entschieden. Das kürzeste Intervall bei solchem Vorgehen liegt nach unserer Erfahrung bei 60 min, das längste bei 9 h. In den meisten Fällen sind die Patienten nach den ersten 3–5 Gaben des Lokalanästhetikums so weit mit den Blutdruckwerten stabil, daß danach keine nennenswerten

---

[1] Wright-spirometer, British Oxygen Company Ltd.

Blutdruckabfälle mehr auftreten. Kommt es bei einem Patienten nach erneuter Gabe des Lokalanästhetikums aber dennoch zu Blutdruckabfällen, so wird die Konzentration des Lokalanästhetikums halbiert. Bleibt auch diese Maßnahme unzureichend, so wird mit einer Infusionspumpe kontinuierlich 0,125% Bupivacainlösung mit Adrenalin 1:200 000 durch den Epiduralkatheter gegeben. Auf die allgemeinen Prinzipien der bilanzierten Verordnung, die spezifische Behandlung von herzinsuffizienten Patienten mit vasoaktiven Substanzen sowie die Behandlung von obstruktiven Lungenerkrankungen kann in diesem Rahmen nur hingewiesen werden. Jeder Patient wird so früh wie möglich mobilisiert, er muß mit liegendem Epiduralkatheter aufstehen und umherlaufen. Dies gilt sowohl für die Zeit auf der Intensivstation wie auch für die allgemeine Pflegestation. Die Atemgymnastik mit der Lagerung der Patienten, das nasotracheale Absaugen sowie die Überdruckinhalation (IPPV) sind allgemeine Maßnahmen, die als unterstützende Therapie bei diesen Patienten angewendet werden [69, 70, 84, 85]. Alle Patienten erhalten über eine gut schließende Gesichtsmaske eine „Spontanatmungshilfe" mit kontinuierlich-positivem Atemwegsdruck (CPAP) (s. S. 20). Diese Form der Atemunterstützung wird den Patienten täglich mehrmals gewährt.

2.6 Spezielle Maßnahmen und Kontrollen zur Therapie

2.6.1 Kontinuierlich-positiver Atemwegsdruck (CPAP) in Spontanatmung

Die häufigste postoperative wie posttraumatische Störung besteht in einer Verminderung der Lungenvolumina mit einer Erniedrigung der funktionellen Residualkapazität (FRC) [25, 72, 76, 115, 116, 117]. Ein begünstigender Faktor für die Erniedrigung der FRC ist beim Frischoperierten wie beim Thoraxtrauma das Fehlen des Hustenstoßes wegen der Schmerzhemmung. Mit TEA läßt sich eine gute Analgesie erreichen, die nicht atemdepressiv ist und insofern keine Beatmung nötig macht. Wie wir bereits früher zeigen konnten, kommt es durch TEA zu einer deutlichen Verbesserung der Atemmechanik, nicht aber zu deren völligen Normalisierung [45]. Besonders bei Patienten mit vorbestehenden chronisch-obstruktiven Lungenerkrankungen führt das zusätzliche Trauma leicht zur respiratorischen Insuffizienz. Diese Patienten zeigen ein vergrößertes „closing volume" (CV). Man versteht darunter dasjenige Volumen, bei dem die kaudalwärts gerichteten Lungenanteile nicht mehr belüftet werden, wahrscheinlich als Folge von Verschlüssen der kleinen Luftwege [1, 2, 20, 98]. Außerdem haben solche Patienten Probleme der Sekretverhaltung infolge von Spasmen der Bronchialmuskulatur. Es bilden sich Atelektasen, die als diffuse Mikro- oder segmentale Atelektasen vorkommen. Eine Vergrößerung der funktionellen Residualkapazität mit Abnahme des erhöhten intrapulmonalen Rechts-links-Shunts ($\dot{Q}S/\dot{Q}T$) und einer Erhöhung des PaO_2 läßt sich bei vielen Patienten durch den Einsatz von kontinuierlich-positivem Atemwegsdruck (CPAP) in der Spontanatmung erreichen (26, 44, 64). Die Anwendung von CPAP in der Spontanatmung ist demnach *nicht* eine modifizierte Art der „IPPV-Inhalation", sondern eine echte Möglichkeit, die erniedrigte FRC zu erhöhen und damit den Circulus vitiosus zu durchbrechen (Abb. 14). Mit der Entwicklung eines CPAP-Gerätes (PEEP-Weaner) [42, 43] haben sich die Möglichkeiten der atemmechanischen Unterstützung von Patienten mit Störungen der funktionellen Residualkapazität ganz wesentlich verbessert (Abb. 15). Eine Weiterentwicklung dieses Gerätes (Turbo-PEEP-Weaner) erlaubt es in jüngster Zeit kontinuierlich-positiven Atemwegsdruck nicht nur im Bereich der Intensivstation anzuwenden, sondern unabhängig von der Druckgasquelle heute auf *jeder* allgemei-

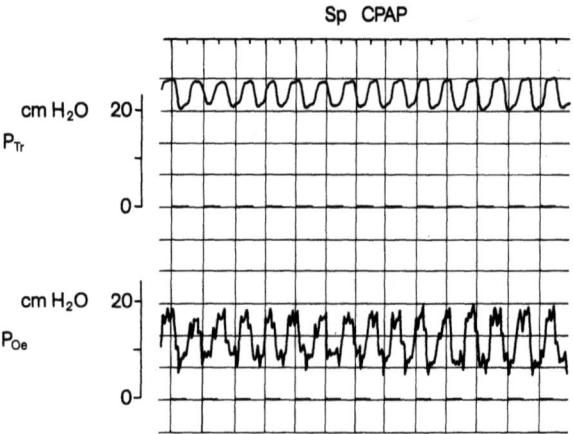

Abb. 14. Druckkurvenverlauf in Trachea und Ösophagus bei einem 74jährigen Patienten mit neun Rippenfrakturen und instabilem Thorax in Spontanatmung mit kontinuierlich positivem Atemwegsdruck (CPAP). Der kontinuierlich positive Atemwegsdruck schwankt zwischen 20 und 25 cm H_2O. Der Oesophagusdruck gilt als Referenzdruck für den intrapulmonalen Druck. Zeitschreibung = 5 mm/s. *Sp CPAP*, Spontanatmung mit kontinuierlich positivem Atemwegsdruck; P_{Tr}, Trachealdruck; P_{Oe}, Ösophagusdruck

Abb. 15. Schema vom TURBO-PEEP-Weaner. Gefilterte Luft gelangt in die Turbine, von dort zum Patienten und gleichzeitig weiter in ein 4-l Reservoir, welches unter einem Federzug steht. Die Exspirationsluft sowie der überflüssige Frischgasfluß gelangen über ein stufenloses PEEP-Magnetventil in die Atmosphäre. (Aus Dittmann et al. [47])

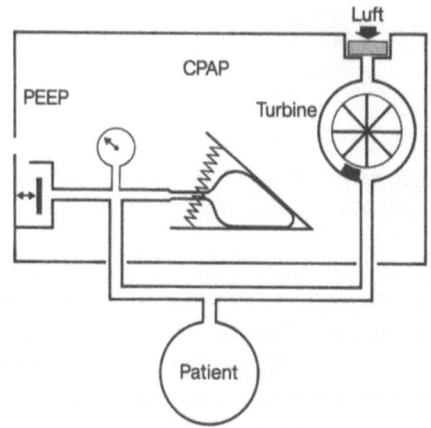

nen Pflegestation zum Einsatz zu bringen und damit die Intensivstation deutlich zu entlasten [47].

2.6.2 Atemgymnastik und Lagerung

Die von Physiotherapeuten durchgeführte Atemgymnastik stellt bereits einen wesentlichen Therapieanteil dar, der zur Verbesserung der atemmechanischen Parameter bei Patienten mit chronisch-obstruktiven Lungenkrankheiten nötig ist [112]. Diese Maßnahmen liegen in der Unterstützung der Patienten, seine Lungen maximal zu expandieren und in möglichst entspannter Weise tief und langsam koordiniert wieder atmen zu lernen [51, 59]. Der Patient wird angehalten, einen optimalen Hustenstoß zu vollbringen, ohne dabei zu pressen. Sind die Bauchmuskeln zu schwach oder hat der Patient ein instabiles Thoraxsegment (flail chest), so stützt der Physiotherapeut oder die Schwester mit der Hand die dementsprechenden Stellen und erzeugt dadurch einen Gegendruck.

Da ein leistungsfähiger physiotherapeutischer Dienst, der um die Uhr arbeitet, nur in wenigen Großkrankenhäusern vorhanden ist, bleibt es häufig die Aufgabe der Schwester, wenigstens einen Teil dieser Tätigkeiten ersatzweise zu übernehmen. Hierzu gehört das Umlagern von der Rückenlage in die beiden Seitenlagen sowie in die Bauchlage. Die Seitenlagerung gilt auch bei Patienten mit Rippenserienfrakturen einschließlich bei Patienten mit instabilem Segment. Wir halten „die über-

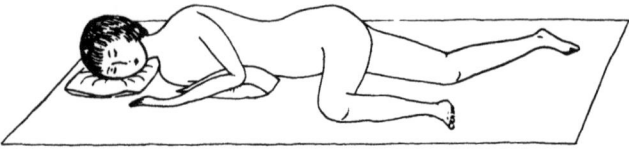

Abb. 16. Überdrehte 110°-Seitenlage zur Drainage der latero- und der posterobasalen Unterlappensegmente der Lunge

drehte rechte und linke Seitenlage" (Abb. 16), wenn möglich in leichter Kopftieflage zur besseren Sekretdrainage, für besonders ergiebig. Diese Positionen müssen aber den Einzelfällen angepaßt sein und dürfen nicht engstirnig durchgeführt werden.

Vor der Lagerung erhält der Patient einen neuen Bolus Lokalanästhetikum über den Epiduralkatheter; er wird dann auf die Seite gelagert, und die nach oben gerichteten Thoraxabschnitte werden vibriert und geklopft. Durch die anatomische Disposition sind besonders die basalen Unterlappensegmente beider Lungen für Sekretanstauung und Infekte empfänglich. Der Patient wird auf die gesunde Seite gelagert, und die Schwester oder der Physiotherapeut klopft den Thorax im befallenen Bereich in rhythmischen Bewegungen mit beiden angewinkelten Handkanten.

Das Vibrieren besteht in einer höherfrequenten schnellen Bewegung des Thoraxskelettes im befallenen Lungenbereich und wird in der Exspirationsphase des Atemzyklus durchgeführt. Durch die Vibration wird das Sekret gelöst und aus den kleinen Bronchien in die größeren ableitenden Luftwege befördert.

2.6.3 Nasotracheales Absaugen

Während die Bronchoskopie ein Verfahren ist, das dem Arzt vorbehalten bleibt, ist die Technik des nasotrachealen Absaugens auch von der Schwester erlernbar. Immer dann, wenn der Patient trotz Lagerung und physiotherapeutischer Maßnahmen nicht in die Lage versetzt wird, seinen trachealen Schleim herauszuhusten, stellt sich bald die Indikation zum nasotrachealen Absaugen. Der Absaugvorgang ist unangenehm und setzt ein sehr behutsames Vorgehen voraus. Zum Absaugen selbst braucht man einen nicht zu flexiblen Plastikkatheter (F 5–F 6), dessen Spitze gerade oder nur wenig gekrümmt ist. Daß für den Absaugvorgang alle notwendigen Konnektoren und eine funktions-

tüchtige Absaugvorrichtung vorhanden sein müssen, versteht sich von selbst.
Die Schwester hat Mundschutz und sterile Handschuhe angezogen. Der untere Nasengang, der zuvor mit Nasentropfen zur Abschwellung gebracht wurde, wird mit 4%-Lidocainspray analgetisch gemacht und der Plastikabsaugkatheter *großzügig* mit Lidocaingelee eingestrichen. Nun bringt man den Patienten in eine halbsitzende Position und führt den Absaugkatheter durch Anheben der Nasenspitze in den *unteren* Nasengang ohne jegliche Gewalt ein (Abb. 17). Sobald die Katheterspitze im Larynxbereich ist, hört man das Atemgeräusch des Patienten durch das Katheterende. Jetzt wird der Patient aufgefordert, zu husten. Man nützt den kurzen Moment der Weitstellung der Stimmbänder nach vorangegangenem Glottisschluß und schiebt mit einer schnellen Bewegung den Katheter abwärts. Kommt es zu erstickungsartigen Hustenanfällen und kann der Patient nicht mehr phonieren, so ist der Katheter in der Trachea.
Dieses endobronchiale Absaugen ist sehr effizient, kann aber die gezielte Bronchoskopie nicht ersetzen. Öfter als 3- bis höchstens 5mal täglich sollte dem Patienten solch eine anstrengende und unangenehme Prozedur nicht zugemutet werden.

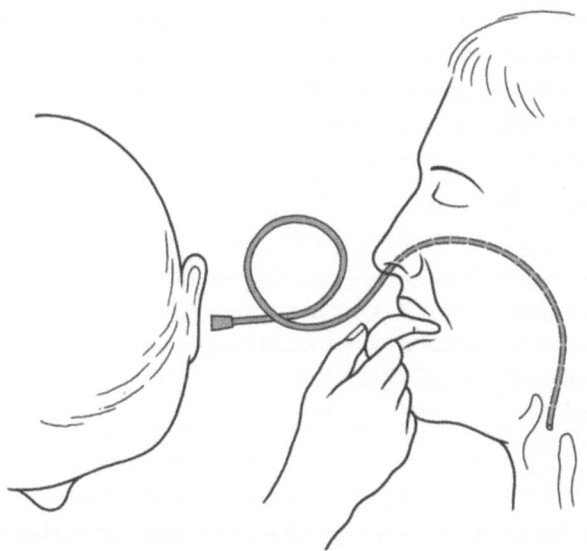

Abb. 17. Nasotracheales Absaugen. Die Schwester/Pfleger zieht die Zunge des Patienten nach vorn und erreicht damit eine Aufrichtung des Kehlkopfapparates unter Steilstellung der Epiglottis. Der Patient befindet sich in 60° Rückenlage

2.6.4 Bewußtsein und Kooperation

Die Ansprechbarkeit des Patienten zur erfolgreichen Weiterbehandlung bei einer Langzeitkatheterepiduralanalgesie im postoperativen wie posttraumatischen Zustand ist von entscheidender Bedeutung. Nur der kooperative Patient kann voll von seiner Schmerzfreiheit profitieren, denn alle aktiven physiotherapeutischen Maßnahmen, wie Umlagern, Abhusten und Aufstehen, sind weitgehend auf die Mitarbeit des Patienten abgestimmt [51, 59]. Es folgt hieraus, daß jeder bewußtlose oder schwer bewußtseinseingetrübte Patient wenig geeignet ist für die Durchführung einer Langzeitepiduralanalgesie. Schwere Alkoholiker, z. B. mit Rippenserienfrakturen, sind sehr streng zu überwachen. Sobald solche Patienten in ein Delirium tremens geraten, zwingt die dann nötige starke Sedation nicht selten zum Abbruch einer sonst erfolgreichen Epiduralanalgesie.

2.6.5 Psychische Führung

Bei Auftreten von Schmerzen, sei es durch die Operationswunde oder durch ein Trauma, kommt es zur Zerstörung der örtlichen Homöostase, d. h. es kommt zur Ausschüttung von Histamin und Prostaglandinen mit veränderter Vasomotorik und Alteration der Schmerzschwelle [135]. Auf diesen lokalen Schmerzreiz reagiert der Patient nicht nur mit der Feststellung: „Ich habe Schmerzen", sondern häufig mit einer Verstimmtheit. Das Gleichgewicht von „Leib und Seele" wird gestört [52, 66]. Dies ist der Punkt, wo besonders die betreuende Schwester durch guten Zuspruch dem Patienten Hilfe leistet. Das Anhören der Klagen des Patienten, aber auch eine gewisse Strenge, besonders bei sehr labilen Charakteren, ist genauso wichtig wie die Analgesie selbst. Die Analgesie schafft nur eine gewisse Glaubwürdigkeit für den Zuspruch: „Es wird jetzt schon wieder besser!". Sobald der Patient schmerzfrei wird, muß ihm klargemacht werden, daß er nicht bemitleidet wird. Er soll alle physiotherapeutischen Maßnahmen tatkräftig unterstützen. Der Patient muß dazu voll motiviert werden, daß er durch seine Mithilfe oder deren Unterlassung seinen Verlauf bestimmt [52]. Im konkreten Beispiel kann man bei zaudernden Patienten auf Leidensgenossen verweisen und dadurch die Motivation für gewisse physiotherapeutische Maßnahmen erleichtern. Die Ablenkung des Patienten von seiner Krankheit durch das Gespräch mit der Schwester und dem behandelnden Arzt ist wesentlich für den positiven

Verlauf. Es lassen sich diese Maßnahmen unterstützen, indem man den Patienten die Möglichkeit zur Teilnahme an Radio- und Fernsehsendungen gibt und Besuchszeiten nicht rigid für den Patienten gestaltet. Hierdurch kann man den Patienten von seinen trüben Gedanken lösen, so daß er den um sich fixierten Schmerzkreis vergißt.

2.6.6 Beurteilung des Thoraxröntgenbildes

Das Thoraxröntgenbild eines Patienten stellt die momentane Dokumentation seines klinischen Zustandes dar. Bei der Betrachtung des Röntgenbildes fragen wir zuerst, mit welcher Technik oder in welcher Position das Bild entstanden ist. Es ist wichtig zu wissen, ob ein Thoraxbild im Stehen oder im Liegen aufgenommen wurde, da in Abhängigkeit von der Lage des Patienten die Lungendurchblutung, pleurale Flüssigkeitsansammlungen sowie die Parenchymtransparenz eine Änderung der radiologischen Darstellung erfährt. Als nächstes interessiert es, die Belüftung des Parenchyms, die Lage der Zwerchfellgrenzen und besonders bei posttraumatischen Zuständen das knöcherne Thoraxskelett zu beurteilen. Am Lungenparenchym ist darauf zu achten, ob ein Emphysem, eine Infiltration, eine Belüftungsstörung mit Atelektasenbildung oder ein Pneumothorax, eventuell mit Spannungskomponente, vorliegt. Bei traumatisierten Patienten geht es außerdem darum, ob das Parenchym schwere Kontusionszeichen aufweist oder sich der Verdacht auf eine Aspiration erhärten läßt. Wesentlicher als die Bestimmung von Herzdurchmessern und die daraus folgenden Schlüsse auf die Leistungsfähigkeit oder Erkrankungen des Herzens ist die Beurteilung der Pulmonalgefäße und der Parenchymtransparenz. Bei pathologischen Veränderungen in der Lungenstrombahn kommt es zu Blutumverteilungen von der Lungenbasis zur Lungenspitze [114]. Das Verhältnis der Querschnitte zwischen apikalen und basalen Gefäßen nähert sich dem Wert 1, die Konturen der Pulmonalvenen werden unscharf. Bestehen über längere Zeit erhöhte Linksvorhofdrucke (LAP > 15 mmHg, 2 kPa), so kommt es zur Transsudation ins Interstitium [132]. Bleibt der Zustand längere Zeit bestehen, so treten fibrosierende Prozesse besonders in den basalen Septen der Segmente auf, die als Kerley-Lines sichtbar werden. Das Parenchym nimmt eine milchig unscharfe Trübung an, was wir als interstitielles oder auch als intralveoläres Ödem bezeichnen. Diese Befunde gehen immer einher mit einer Gasaustauschstörung und einer Erhöhung des pulmonalarteriellen Widerstandes. Es sind Warnsymptome einer Herzinsuffizienz.

26 Grundlagen

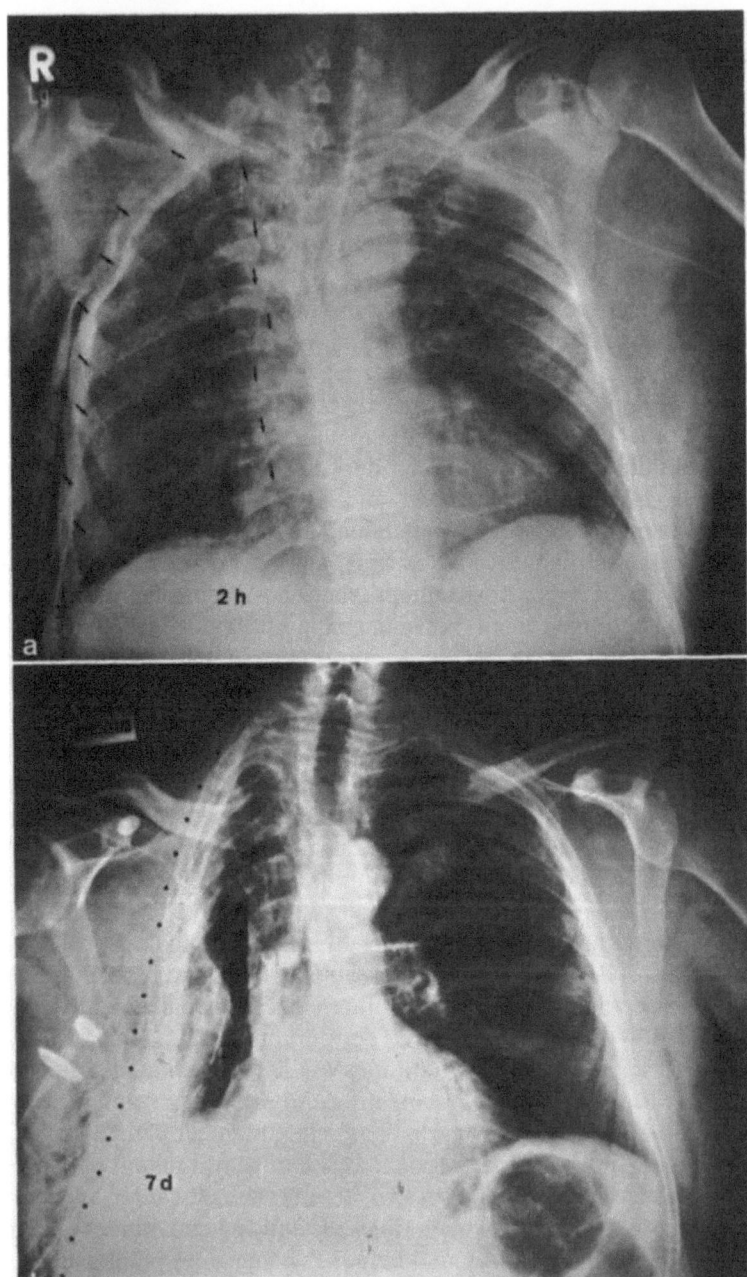

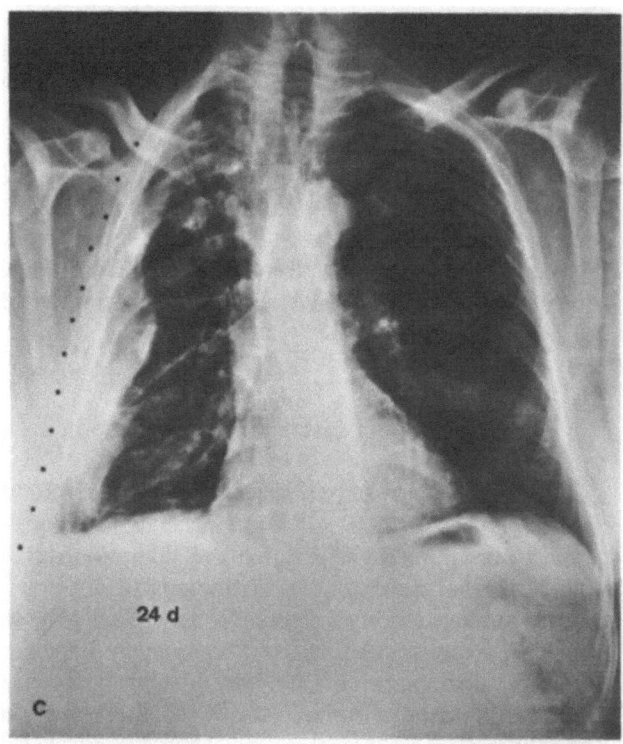

Abb. 18.c Derselbe Patient 24 Tage nach dem Umfallereignis. Die Thoraxdeformität (*gepunktete Linie*) hat deutlich abgenommen. Das Lungenparenchym rechts ist deutlich besser ausgedehnt (s. Abb. 18b) bei noch bestehendem Resthämothorax und sich ausbildender Pleuraschwarte. Stehendes Röntgenbild

◀ **Abb. 18.a** 56jähriger Patient mit Rippenserienfrakturen, 2–9 lateral, 3–9 paravertebral. Der Thorax ist instabil! Hautemphysem rechts. Die Pfeile zeigen die Frakturenstellen an. Liegendes Röntgenbild 2 h nach Unfall. **b** Derselbe Patient 7 Tage nach dem Unfall. Die gepunktete Linie zeigt die schwere rechtsseitige Thoraxdeformität. Hämatothorax rechts mit Verdrängung des Lungenparenchyms. Zunehmendes Weichteilemphysem, übergreifend auf den linken Hemithorax. Auf der rechten Thoraxseite sind die Tuohy-Nadel mit Bakterienfilter und Spritze sichtbar. Stehendes Röntgenbild

Zeigt das Lungenparenchym fleckige Verschattungen mit positiven Bronchogrammen, so wird die Unterscheidung zwischen einem frischen Infiltrat und einer „feuchten Lunge" sehr schwierig oder unmöglich [116]. Die Unterscheidung ist dann nur noch spekulativ. Sehr schwierig wird die Interpretation von Röntgenbildern, wenn sich auf eine vorbestehende Lungenerkrankung eine kardiale Insuffizienz superponiert. Es kommen dann zum vorbestehenden Parenchymschaden die eben beschriebenen Phänomene hinzu, wobei aber die Röntgensymptome nicht mehr ihre ätiologische Wertigkeit behalten. Teilödeme von einer Lunge oder nur von Abschnitten der Lunge sind in diesen Fällen häufig.

2.6.7 Beurteilung der Instabilität des knöchernen Thorax

Als Rippenserienfrakturen bezeichnen wir drei oder mehr gleichseitige Brüche (Abb. 18a, b, c). Die Einschätzung eines instabilen Brustwandsegmentes geschieht durch die Palpation der einzelnen Rippen und der dabei auftretenden Schmerzhaftigkeit sowie auf Grund der Thoraxröntgenbilder. Auf diese Weise lassen sich weitgehend alle frischen Frakturen identifizieren. In einigen Fällen kann jedoch erst durch die über mehrere Tage angefertigte Röntgenserie die definitive Zahl der Frakturen bestimmt werden. Unter einer paradoxen Atmung versteht man die Einziehung der Thoraxwand in der Inspiration und eine dementsprechende Vorwölbung in der Exspirationsphase (flail chest). Eine paradoxe Atmung ist immer dann festzustellen, wenn auf einer Thoraxseite Stückbrüche von mehreren Rippen vorhanden sind. Am hervorstechendsten ist dieser Mechanismus bei kombinierten Serienbrüchen der vorderen und lateralen Thoraxseite. Besonders sichtbar wird das instabile Segment, wenn der Patient hustet. Wenig sichtbar ist die Instabilität des Thoraxskelettes bei paravertebral verlaufenden Serienfrakturen oder bei Frakturen, die nur bis zur Linea scapularis reichen. Aber auch bei kritischer Betrachtung des Patienten und dessen Röntgenbildern sind gelegentlich Frakturen im ventralen und sternumnahen Bereich schwierig zu objektivieren.

3 Messungen und Ergebnisse bei Patienten mit Rippenserienfrakturen und thorakaler Epiduralanalgesie in der Akutbehandlungsphase

3.1 Vitalkapazität (VK)

Die Messung der Vitalkapazität erfolgt am Krankenbett mit dem Respirometer nach Wright. Jeder Patient erhält aus hygienischen Gründen, und um den apparativ bedingten Meßfehler konstant zu halten, ein eigenes Respirometer. Der Patient wird angeleitet, durch das Mundstück mit dem Respirometer gleichmäßig zu atmen (Abb. 19). Zur Messung der Vitalkapazität (VK) wird der Patient aufgefordert, langsam tief auszuatmen, dann tief einzuatmen und schließlich alles wieder durch das Respirometer auszuatmen. Es wird darauf geachtet, daß der Patient beim Ausatmen nicht preßt, um bei Erkrankungen mit chronisch-obstruktiver Komponente einem vorzeitigen Bronchialkollaps entgegenzuwirken. So läßt sich eine falsch zu klein gemessene Vitalkapazität weitgehend verhindern. Generell ist diese Messung eher als forcierte Vitalkapazitätsmessung zu betrachten, die sich auf Grund der personellen Struktur in einer Intensivstation aber als am besten praktizierbar erweist. Abweichungen der Meßwerte mit dieser Methode gegenüber exakteren Messungen im Lungenfunktionslabor

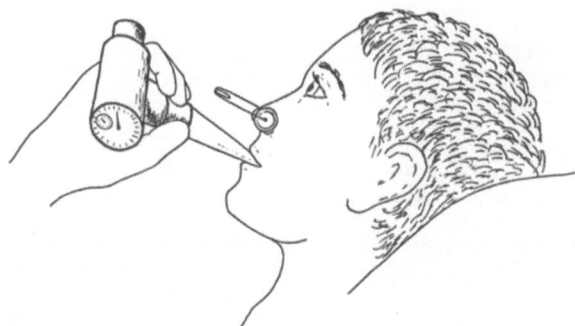

Abb. 19. Messung der forcierten Vitalkapazität und des Atemzugvolumens. Die Nasenatmung wird durch die Nasenklemme verhindert

mit dem Ganzkörperplethysmographen sind darum zu erwarten. Wir benützen am Krankenbett die Vitalkapazitätsmessung in Kombination mit der Atemfrequenz zur Verlaufskontrolle der Analgesietiefe. Vitalkapazitätskontrollen werden mindestens viermal pro Tag bei jedem Patienten vorgenommen.

Von Untersuchungen [39] an 65 Patienten mit Rippenserienfrakturen mit TEA in Spontanatmung wissen wir, daß die mittlere VK von 990 cm^3 (400–1000 cm^3) am Eintrittstag ins Krankenhaus signifikant ($p < 0,001$) nach TEA auf 1570 cm^3 (500–3000 cm^3) ansteigt (Abb. 20). Im Einklang hierzu stehen auch genaue Untersuchungen im Lungenfunktionslabor von 6 Patienten während der Akutphase. Die prozentuale Zunahme ihrer VK nach TEA gegenüber ihrem Ausgangswert beträgt bis zu 45% (Abb. 21) [39, 45].

In der Behandlung von Patienten mit Rippenfrakturen hat sich der empirische VK-Grenzwert von 15 ml/kg KG zur Garantie eines ausreichenden Hustenstoßes als praktisch erwiesen. Immer dann, wenn die VK unter diesen Wert abfällt, suchen wir die Ursache des VK-Rückganges zu klären.

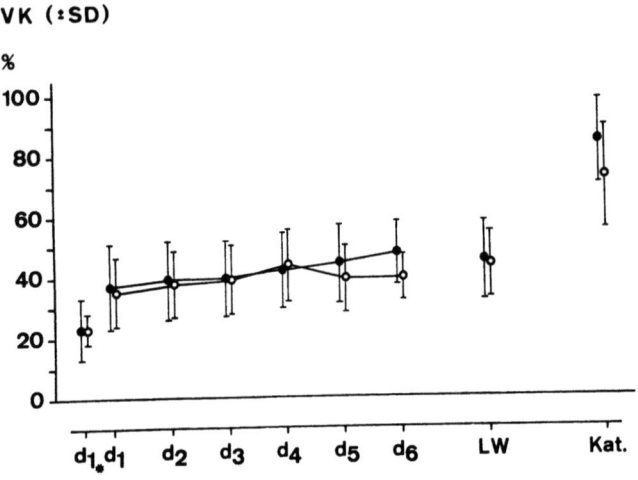

Abb. 20. Mittelwerte (± SD) der Vitalkapazität (VK) vom individuellen Sollwert bei 65 Patienten mit Rippenserienfrakturen in der Intensivbehandlungsphase ($d_1 - d_6$). $d_1 - d_6$, Meßwerte der ersten 6 Tage; d_1^*, Ausgangswert bei Krankenhauseintritt; *LW*, letzter Meßwert vor Verlegung von der Intensivstation auf eine allgemeine Pflegestation; *Kat.*, Meßwerte der Nachkontrolle (1–5 Jahre nach Unfall); ●, Nichtraucher und Raucher ohne klinische Bronchitis, asymptomatische Patienten n = 46; ○, Patienten mit chronischer Bronchitis (Husten und Auswurf), Patienten mit vorbestehendem Asthma bronchiale und schwerem Emphysem und mit vorbestehenden Herzkrankheiten, n = 19

Funktionelle Residualkapazität (FRC) und dynamische Lungencompliance (C_{dyn}) 31

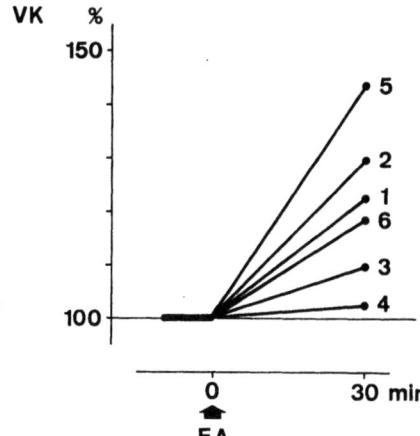

Abb. 21. Die prozentuale Veränderung der Vitalkapazität (VK) nach dreistündiger Analgesiepause und 30 min nach erneuter Gabe von Bupivacain 0,5% mit Adrenalin 1 : 200 000 bei 6 Patienten während der Intensivbehandlungsphase. (Aus Dittmann et al. [45])

3.2 Funktionelle Residualkapazität (FRC) und dynamische Lungencompliance (C_{dyn})

Die funktionelle Residualkapazität (FRC) (Abb. 22) als Summe aus der exspiratorischen Reserve und dem Residualvolumen ist der direkten Messung nicht zugänglich, weil das Residualvolumen das Gas ist, welches nach maximaler Exspiration in den Alveolen zurückbleibt und darum nicht mit einem Respirometer einfach gemessen werden kann. Die FRC-Bestimmung bleibt daher nur den Kliniken vorbehalten, die

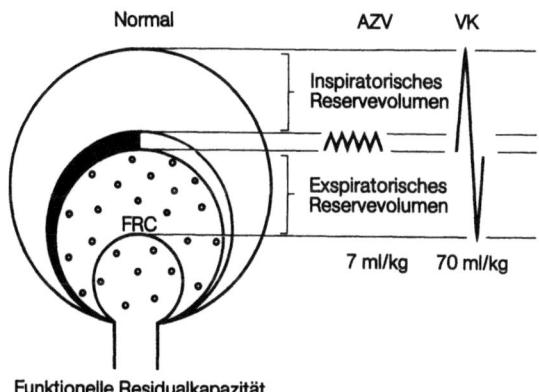

Abb. 22. Darstellung der Lungenvolumina. (Aus Wolff et al. [144])

über ein Lungenfunktionslabor verfügen. Die funktionelle Residualkapazität beträgt etwa das Zehnfache des Atemzugvolumens (AZV) und ist stark lageabhängig. Am größten ist die FRC in aufrechter Stellung, im Liegen ist sie um 30% reduziert gegenüber dem Ausgangswert und in Kopftieflage nimmt sie sogar um 40% von der Norm ab.

Jeder Patient mit postoperativer oder posttraumatischer respiratorischer Insuffizienz hat eine erniedrigte funktionelle Residualkapazität, d. h. eine erniedrigte Atemmittellage sowie eine Reduktion der Vitalkapazität [1, 11, 27, 54, 71, 72, 89, 117]. Man darf auf Grund der eingehenden Studien annehmen, daß die Erniedrigung der FRC kausal für die Atelektasenbildung verantwortlich ist.

Genaue FRC-Bestimmungen in der Intensivbehandlungsphase vor und nach thorakaler Epiduralanalgesie haben wir bei 5 Patienten durchgeführt (Abb. 23). Die individuellen Anstiege vom Ausgangswert nach TEA liegen bei diesen Patienten zwischen 3–18%.

Die Messungen der dynamischen Lungencompliance C_{dyn} bei 6 selektionierten Patienten während der Intensivbehandlungsphase zeigen eine Zunahme zwischen 25–174% vom Ausgangswert (Abb. 24).

3.3 Arterieller Sauerstoffpartialdruck (P_aO_2)

Jede akute Gasaustauschstörung hat ihren Niederschlag in einem verminderten P_aO_2-Wert [1, 87]. Ein verminderter P_aO_2-Wert bei Zimmerluftatmung bei posttraumatischen oder postoperativen Patienten ist neben der Existenz von Atelektasen in vielen Fällen auch Ausdruck einer regionalen Hypoventilation [89, 116, 144]. Man versteht hierun-

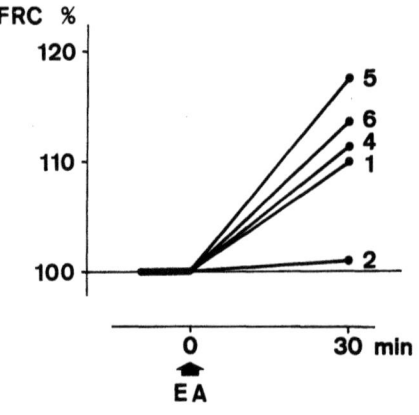

Abb. 23. Die prozentuale Veränderung der funktionellen Residualkapazität (*FRC*) nach dreistündiger Analgesiepause und 30 min nach erneuter Gabe von Bupivacain 0,5% mit Adrenalin 1 : 200000 während der Intensivbehandlungsphase. Die Messung der FRC erfolgte wegen Kooperationsschwierigkeiten nur bei 5 Patienten. (Aus Dittmann et al. [45])

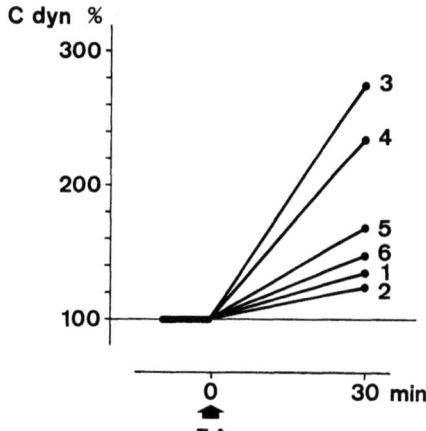

Abb. 24. Die prozentuale Veränderung der dynamischen Lungencompliance (C_{dyn}) nach dreistündiger Analgesiepause und 30 min nach erneuter Gabe von Bupivacain 0,5% mit Adrenalin 1 : 200 000 bei 6 Patienten während der Intensivbehandlungsphase. (Aus Dittmann et al. [45])

ter eine Minderbelüftung einzelner Lungenbezirke. Sofern es die klinische Situation zuläßt, ist deshalb die Bestimmung des P_aO_2-Wertes bei Zimmerluft durchzuführen. Dies ist ein wesentliches Prognostikum für den Zustand des Patienten. Der aktuelle P_aO_2-Wert gibt Aufschluß über den respiratorischen Insuffizienzgrad des Patienten. Ein P_aO_2-Wert unter 60 mmHg (7,9 kPa) ist Grund genug für eine CPAP-Spontanatmungshilfe (PEEP-Weaner) [47].

Die P_aO_2-Werte bei 65 Patienten mit Rippenserienfrakturen der Intensivbehandlungsphase ergaben bei Eintritt einen mittleren P_aO_2-Wert von 62 mmHg = 8,3 kPa (6–10,6 kPa) und stiegen signifikant ($p < 0,001$) nach TEA auf einen mittleren P_aO_2-Wert = 73 mmHg = 9,7 kPa (6,5–13,6 kPa) an (Abb. 25, s. S. 34) [39].

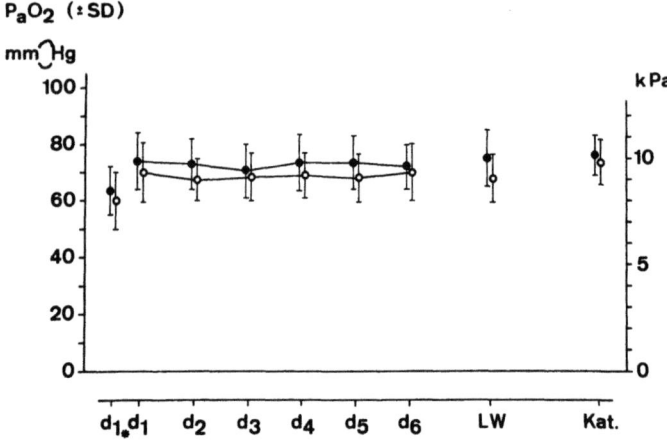

Abb. 25. P_aO_2-Mittelwerte (± SD) bei Zimmerluftspontanatmung von 65 Patienten mit Rippenserienfrakturen in der Intensivbehandlungsphase $(d_1 - d_6)$. $d_1 - d_6$, Meßwerte der ersten 6 Tage; d_1^*, Ausgangswert bei Krankenhauseintritt; *LW*, letzter Meßwert vor Verlegung von der Intensivstation auf eine allgemeine Pflegestation; *Kat.*, Meßwerte der Nachkontrolle (1–5 Jahre nach Unfall); ●, Nichtraucher und Raucher ohne klinische Bronchitis, asymptomatische Patienten n = 46; ○, Patienten mit chronischer Bronchitis (Husten und Auswurf), Patienten mit vorbestehendem Asthma bronchiale und schwerem Emphysem und mit vorbestehenden Herzkrankheiten, n = 19

4 Anwendungsbereiche der thorakalen Epiduralanalgesie (TEA)

4.1 TEA für Operationen

4.1.1 TEA in Kombination mit Intubation und Beatmung

Es handelt sich hier um die Kombination von zwei Verfahren. Die Intubationsnarkose verschafft große Freizügigkeit im Gebrauch von Sedativa, Analgetika und Relaxanzien beim garantierten Luftweg. Der präoperativ eingelegte Epiduralkatheter gibt die Möglichkeiten, den Patienten intra- und postoperativ mit Lokalanästhetika zu versorgen. Dieses Verfahren wird bereits 1912 [90] erwähnt, findet aber erst in jüngster Zeit wieder Eingang in die Routineanästhesie [102, 146]. Mit TEA ist es möglich, schmerzbedingte Druckerhöhungen im kleinen Kreislauf als Folge des erhöhten Sympathikustonus weitgehend auszuschalten. Dies ist von besonderer Bedeutung bei der Narkose von Hypertonikern [57], die bekanntermaßen zu überschießenden Druckerhöhungen im kleinen Kreislauf bei Schmerzen neigen. Eine intraoperative potente Analgesie ermöglicht es, solche Patienten nur mit Sedativa und/oder Neuroleptika so zu unterstützen, daß sie den endotrachealen Tubus gut ertragen. Sobald die Operation beendet ist, kann der Patient schmerzfrei extubiert werden. Ein Beispiel für ein solches Vorgehen gibt Abb. 26 wieder.

Zeigen intraoperative arterielle Blutgaskontrollen einen unbefriedigenden Gasaustausch an, so besteht nun die Möglichkeit, den Patienten bei voller Analgesie verzögert zu extubieren unter Anwendung von kontinuierlich-positivem Atemwegsdruck (CPAP) (s. S. 20). Der vorschnelle Griff zum i.v. Analgetikum sollte unterbleiben, will man die Vorzüge dieser Technik wirklich ausschöpfen [58].

4.1.2 TEA für Operationen in Spontanatmung

Bereits 1921 hat Pagés [111] über eigene Erfahrungen mit Epiduralanästhesie als mögliche Narkoseform an spontanatmenden, nicht intu-

Anwendungsbereiche der thorakalen Epiduralanalgesie (TEA)

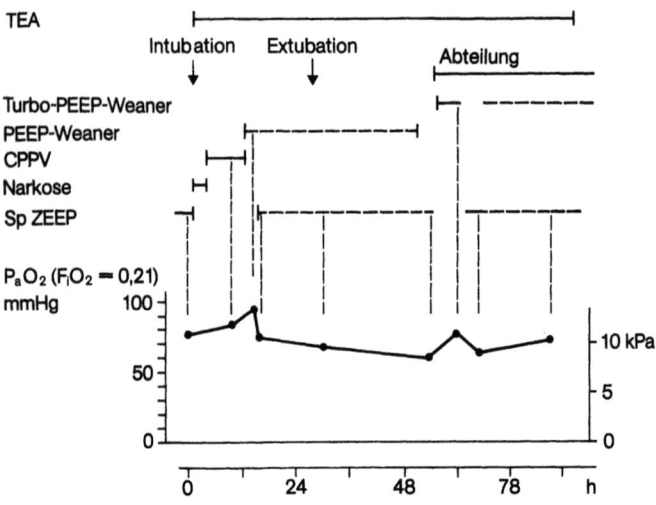

Abb. 26. 69jähriger Patient mit perforiertem Ulcus duodeni bei chronischem Alkoholismus. Anastomosierungspyloroplastik mit trunkulärer Vagotomie in Intubationsnarkose in Kombination mit thorakaler Epiduralanalgesie (TEA). TEA wird postoperativ kontinuierlich über eine Infusionspumpe mit Bupivacain 0,125% 5 ml/h gegeben. Der Patient ist schmerzfrei und kann so noch am Operationstag mobilisiert werden. Stop der TEA am dritten postoperativen Tag. Verlauf des P_aO_2 bei Zimmerluft während der Spontanatmung mit kontinuierlich positivem Atemwegsdruck (CPAP) (PEEP-Weaner). Nach der Extubation Weiterführung der CPAP-Spontanatmung über eine gut schließende Gesichtsmaske, auch auf der allgemeinen Pflegestation (Turbo-PEEP-Weaner). *CPPV*, Beatmung mit kontinuierlich positivem Atemwegsdruck; *SP ZEEP*, Spontanatmung *ohne* endexspiratorischen Atemwegsdruck. (Aus Dittmann et al. [46])

bierten Patienten für alle Teile des Körpers mit Ausnahme des Kopfes berichtet. Hieran hat sich bis zum heutigen Tage nichts Grundlegendes geändert. Es ist aber der großzügige Gebrauch der segmentalen Anästhesie seit jener Zeit immer mehr durch die verfeinerte Technik der Intubationsnarkose in den Hintergrund gedrängt worden.

Indikationen für den Gebrauch der Epiduralanästhesie zur Operation in Spontanatmung sehen wir heute vornehmlich bei Operationen der unteren Extremität, der Urologie, der Geburtshilfe und Gynäkologie. Eingriffe im Oberbauch unter thorakaler Epiduralanalgesie behalten wir ausgewählten Patienten vor, bei denen der Anästhesist und der Operateur gemeinsam zur Überzeugung gelangt sind, daß eine Intubation in jedem Fall vermieden werden soll. Es sind dies spezielle Indikationen, wie z. B. schwere anatomische Deformitäten des Kehlkopfapparates, die eine Intubation nicht zulassen, oder aber die begründete

Befürchtung, daß eine Intubationsnarkose zwangsläufig zur Langzeitbeatmung führt, die auf Grund des Allgemeinzustandes, des Grundleidens sowie des vorgerückten Alters des Patienten nicht gerechtfertigt erscheint.
Gelegentlich fordern auch die Patienten eine segmentale Anästhesie (Sänger, Redner), die das Risiko der Intubation nicht eingehen wollen. Die heute zunehmend positivere Einstellung der Patienten zur Epiduralanästhesie ist vielleicht damit zu erklären, daß die schrittweise Verbesserung der Technik und der Materialien sowie die Einführung von neuen Lokalanästhetika die Entscheidung für diese Methode erleichtert hat. Erst durch die Einbringung des Katheters in den Epiduralraum [32] wurde die Möglichkeit geschaffen, das Anästhetikum besser zu steuern und auch für die postoperative Phase zu nützen! Die Abbildungen 27 und 28 sollen die Vorstellungen des eben Gesagten verdeutlichen.

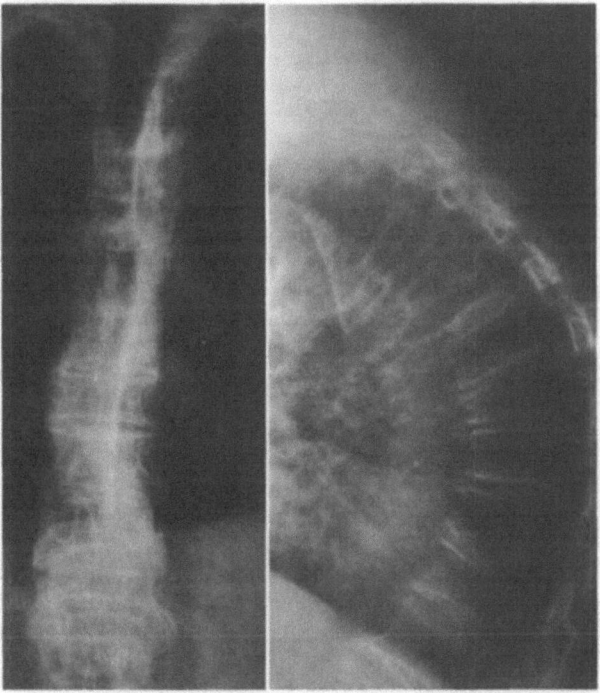

Abb. 27. Röntgendarstellung der Wirbelsäule a.-p. und seitlich eines 85jährigen Patienten mit vorbestehender Brustwirbelsäulenkyphose und Spondylose. Operation nach Billroth I wegen stenosierendem Magenkarzinom in Spontanatmung mit TEA. Epiduralkatheter auf Höhe Th_4

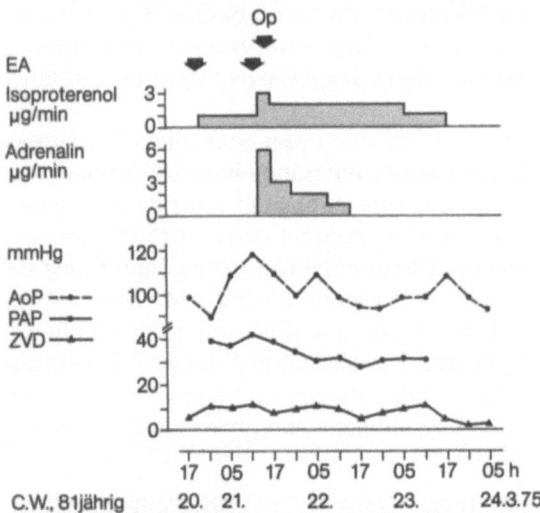

Abb. 28. 81jährige Patientin mit medialer Schenkelhalsfraktur links, schwerer chronischer Rechtsherzinsuffizienz, AV-Block II. Grades, aktiver und passiver pulmonaler Hypertonie, vorbestehender Niereninsuffizienz unklarer Genese. TEA auf Höhe Th_{11}. Präoperative Stabilisierung der hämodynamischen Parameter unter Isoproterenol. Intra- und postoperativ Adrenalin in Kombination mit Isoproterenol. Entfernung des Epiduralkatheters am 2. postoperativen Tag

Ein 85jähriger Patient mit schwerer Brustwirbelsäulenkyphose kommt mit der Bitte, operiert zu werden, da er wegen eines Magenkarzinoms keine feste Nahrung mehr zu sich nehmen kann. Der Patient hat bereits 6 kg seines Körpergewichtes innerhalb von 3 Monaten abgenommen. Eine Operation war dem Patienten wegen seiner vorbestehenden Wirbelsäulendeformität und wegen seines hohen Alters auswärts verweigert worden.

Es wird der gemeinsame Entschluß gefaßt, die Operation nur in TEA durchzuführen. Zur besseren kardialen Überwachung kommt der Patient primär auf die Intensivstation und erhält dort einen venösen und einen arteriellen Katheter zur Steuerung der vasoaktiven Substanzen. Ein thorakaler Epiduralkatheter wird auf Höhe Th_4 eingelegt. Der Magen kann nach Billroth I reseziert werden. Zur anschließenden postoperativen Überwachung bleibt der Patient auf der Intensivstation. Mit häufiger Spontanatmungsunterstützung (CPAP) über eine dicht schließende Gesichtsmaske läßt sich der P_aO_2-Wert bei Zimmerluft in Spontanatmung immer über 60 mmHg halten. Am 5. postopera-

tiven Tag wird der Epiduralkatheter entfernt und der Patient auf die normale Pflegestation verlegt. Am 11. postoperativen Tag kann der Patient nach Hause entlassen werden.
Eine 81jährige Patientin hat sich eine mediale Schenkelhalsfraktur zugezogen. Wegen einer schweren chronischen Rechtsherzinsuffizienz, AV-Block 2. Grades, aktiver und passiver pulmonaler Hypertonie und gleichzeitig bestehender Niereninsuffizienz unklarer Genese wird in Anbetracht des Allgemeinzustandes und des Alters der Patientin der Entschluß gefaßt, die Operation nicht in Intubationsnarkose vorzunehmen. Die Patientin kommt zur kardialen besseren Überwachung primär auf die Intensivstation und erhält dort einen Pulmonaliskatheter. Nachdem der kardiale Status der Patientin überblickbar wird, folgt die Einlage eines Epiduralkatheters im thorakolumbalen Übergang. Am nächsten Morgen wird die Operation unter Registrierung von ZVD, PAP, blutig gemessenem arteriellen Mitteldruck sowie punktuellen Bestimmungen von arteriellen Blutgasanalysen durchgeführt. Am 2. postoperativen Tag kann der Epiduralkatheter entfernt werden, und am 5. postoperativen Tag verläßt die Patientin die Intensivstation.

4.2 TEA in der postoperativen Phase

4.2.1 TEA nach Thoraxoperationen

Obwohl mancherorts bei Thorakotomien der Interkostalnerv im Operationsbereich reseziert wird, sind postoperative Schmerzen nicht selten, wird das betreffende Dermatom doch von sensiblen Fasern der darüber liegenden Nerven im Operationsbereich versorgt. Eine ungenügende Bronchialtoilette bei schlechtem Hustenstoß kann zu respiratorischen Komplikationen Anlaß geben. Nach Berichten verschiedener Autoren [107, 128] belaufen sich die postoperativen Komplikationen auf 50–80%! Bezogen auf einen von Bromage [11] inaugurierten „respiratory restoration factor" ist die Epiduralanalgesie einer i.v.-Analgesie (Morphin, Pethidin) deutlich überlegen [46, 65]. Neben der Rückbildung des Schmerzes und dem subjektiven Wohlbefinden kommt es zu einem geringen P_aO_2-Abfall und einem kleineren A_aDO_2-Wert in der postoperativen Phase als bei der Verwendung zentraldämpfender Analgetika [105].

4.2.2 TEA nach thorakoabdominellen Operationen

Generell ist bei allen postoperativen Epiduralanalgesien der sofortige Beginn sehr wesentlich, sollen die geschilderten Vorzüge dieser Analgesieform voll zur Wirkung kommen. Es ist darauf zu achten, daß unmittelbar postoperativ möglichst kein „analgetisches Loch" entsteht [47]. Ob dies mit intermittierenden Gaben des Lokalanästhetikums oder mit einer kontinuierlichen Technik via Infusionspumpe erfolgt, ist von zweitrangiger Bedeutung [65]. Entscheidend bleibt die ständige Kontrolle der Analgesie durch die Schwester und den behandelnden Arzt. Hierher gehört nicht nur die immer wieder vorzunehmende Austestung der Analgesiegrenzen, sondern die Beobachtung der Atmung des Patienten mit der Messung seiner Vitalkapazität sowie die Kontrolle seines Hustenstoßes (s. S. 21). Viele Patienten geben auf Befragen keine Schmerzen an. Erst nach Auffordern zum Husten wird der einsetzende Schmerz objektivierbar. Da bei allen bekannten Lokalanästhetika verschieden häufig Gewöhnungserscheinungen beschrieben werden (s. S. 62), muß das Anästhetikum immer wieder neu der klinischen Situation angepaßt werden. Hiervon befreit auch nicht die einmal eingeschaltete Infusionspumpe mit der Anästhetikumlösung. Im Gegenteil, größerer technischer Aufwand verführt dazu, die klinischen Kontrollen zu unterlassen. Thorakoabdominelle Operationen haben die höchsten postoperativen respiratorischen Komplikationen. Durch die Manipulation am Lungenparenchym, die Durchtrennung des Zwerchfells, die Resektion von Bauchorganen exponieren sich diese Operationen allein schon durch die Größe ihrer Operationsfläche sowie die längere Operationszeit für Komplikationen. Als Folge sind nicht selten Teil- oder Totalatelektasen auf der operierten Seite zu finden, Motilitätsstörungen des operierten Zwerchfelles, sowie Überblähungen mit Subileuserscheinungen des Darmes. Die günstige Wirkung der Epiduralanalgesie auf die Motilität des Darmes wird von verschiedenen Autoren betont [73, 108]. Bei vergleichenden Untersuchungen an Patienten, die entweder in Allgemeinnarkose oder in Epiduralanalgesie operiert wurden, fand man, daß die Darmmotilität eineinhalb Tage früher wieder einsetzte, wenn die Patienten eine Epiduralanalgesie erhalten hatten.

Auf Grund der eigenen Erfahrung läßt sich bestätigen, daß postoperative Zwerchfellhochstände nach abdominellen Operationen sich unter Epiduralanalgesie früher normalisieren als unter herkömmlichen zentraldämpfenden Analgetika. Untersuchungen der jüngsten Zeit zeigen, daß durch die neurogene Blockade bei Epiduralanästhesie die adrenokortikalen wie auch die sympathoadrenalen Reaktionen verzögert oder gar verhindert werden können [53, 83].

4.3 TEA als therapeutische Analgesie

4.3.1 TEA bei chronischen Schmerzzuständen

Sicard, einer der Pioniere der Epiduralanalgesie, hat sich des sakralen Zugangs zum Epiduralraum bedient, um Kokain bei Patienten mit starken Schmerzzuständen zu applizieren. In den 30er Jahren benutzte Woodbridge [145] Alkoholinjektionen in den kaudalen Epiduralraum zur Schmerzausschaltung bei Blasenkarzinompatienten. Die Einführung von Proctocain [35], eine Mischung aus 1,5% Procain, 6% Butylaminobenzoesäure und Butylalkohol, wird gleichfalls zur Ausschaltung von Karzinomschmerzen benützt. Mit dieser Mischung tritt eine Neurolyse an den Nervenwurzeln ein, und man kann damit mehrwöchige Schmerzausschaltungen erzwingen. In jüngerer Zeit [49, 133] empfehlen verschiedene Autoren Phenol in Glycerin oder wäßriger Lösung für die Behandlung von Karzinomschmerzen.
Die Instillation von Steroiden bei Lumbalgien, Ischiadikussyndromen und nach Diskushernienoperationen sind erfolgversprechend bei der Schmerzausschaltung für mehrere Wochen [21, 38, 122, 143]. Während alle diese Methoden die Einzelinjektionstechnik benützen, hat sich aus der eigenen Erfahrung die Katheterepiduralanalgesie besonders bei postherpetischen Neuralgien bewährt, bei der für einige Tage Bupivacain in den Epiduralraum gegeben wird. Es kommt damit zu einer Durchbrechung der sympathischen Dysregulation, die unbehandelt leicht in einen Circulus vitiosus führt.
Durch die Verabreichung von 20% Ammoniumsulfat mit der Kathetertechnik lassen sich persistierende Spastiken bei Para- und Tetraplegikern ebenfalls beeinflussen. Nach eigener Erfahrung scheint die Anwendung einer Kathetertechnik bei Dauerspastikern aber mit wenig Erfolg gekrönt zu sein und überzeugt deshalb nicht.

4.3.2 TEA bei peripheren Durchblutungsstörungen

Patienten mit schweren peripheren Durchblutungsstörungen und Ulcus cruris, bei denen der behandelnde Internist irgendwann resigniert und solche Patienten dem Chirurgen zur Amputation zuweist, sind diejenigen, die vor dieser „Ultima ratio" oft gerne bereit sind, einen alternativen Versuch mittels Dauerepiduralanalgesie zu wagen. Ödeme der unteren Extremitäten machen einen Heilungsverlauf zunichte, und die Hochlagerung des befallenen Beines wird von den Patienten wegen unerträglicher Schmerzen nicht toleriert. Durch die Epiduralanalgesie kommt es neben der Schmerzfreiheit zu einer Vasodilatation der peripheren Gefäße und damit zu einer Verbesserung des intravasalen Flusses. Ein Beispiel mag dies verdeutlichen:

Eine 74jährige Patientin leidet seit Jahren an einem nicht heilenden Ulcus cruris im Bereich des linken Fußes. Der Fuß ist livid und hat ein kollaterales Ödem, welches bis zur Mitte des Unterschenkels reicht. Wegen unerträglicher Schmerzen beim Versuch, das Bein hochzulagern, erhält die Patientin einen Epiduralkatheter. Bei einer Daueranalgesie von 27 Tagen nimmt die Schwellung des Fußes rapide ab. Die Ulkusränder säubern sich und können schließlich nach 18tägiger Epiduralanalgesie durch ein Eigenhauttransplantat gedeckt werden.

4.3.3 TEA zur Diagnostik

Bei Patienten mit arteriellen Durchblutungsstörungen mag der thorakale Epiduralkatheter mit als Entscheidungshilfe herangezogen werden, inwieweit eine Sympathektomie für den Patienten erfolgversprechend zu sein scheint. Nimmt die Durchblutung der peripheren Beinarterien deutlich zu und wird der Patient voll schmerzfrei, so hat auch die lumbale Sympathektomie echte Chancen für einen länger währenden Erfolg.

4.3.4 TEA und Morphin

Während die Morphingabe durch den Epiduralkatheter sich in der allerjüngsten Zeit in der postoperativen Analgesie zunehmender Beliebtheit erfreut [4, 62, 75, 79, 97, 127], haben wir diese Analgesieform am Beispiel der Patienten mit Rippenserienfrakturen an 14 Patienten vergleichend geprüft (Tabelle 2). Die so erreichten Analgesietiefen verglichen wir durch individuelle Messungen der Vitalkapazität vor und nach Morphingabe bzw. im Vergleich mit der Analgesie nach Bupivacain 0,5%.

Interessant ist, daß das subjektive Schmerzempfinden bei 11 von 14 Patienten unter Morphinanalgesie als gut beurteilt wurde, während die

Tabelle 2. VK-Werte (cm³) vor und nach Analgesie mit Bupivacain 0,5% (Adrenalin 1:200000) bzw. Morphin via thorakalen Epiduralkatheter. VK-Messungen jeweils 30 min nach Gabe des Anästhetikums. Jeder Meßwert ist ein Mittelwert aus drei Messungen

Ge-schlecht	KG (kg)	Alter	Ausgangs-wert	VK-Werte (cm³) Bupivacain 0,5%	Morphin	Bupivacain 0,5%
m	65	76	850	1600	1200	1730
m	79	72	1100	1950	1400	1800
w	52	81	700	1100	900	1000
m	92	66	700	1500	950	1300
m	78	55	1100	1600	1300	1700
m	74	71	800	1200	1000	1300
m	115	26	1500	2400	1700	2200
m	82	64	1200	1700	1600	2100
w	54	68	900	1350	1200	1200
m	101	57	1400	1700	1500	1800
m	71	58	900	1800	1400	2000
m	85	29	1500	2300	1800	2200
m	62	78	1100	1450	1100	1300
m	59	74	600	1100	700	1150

Messungen der dazugehörigen Vitalkapazität bei allen Patienten deutlich tiefer lag als nach der Gabe von Bupivacain. Dies steht im Einklang mit Husemeyer et al. [75], der mit Morphin in den lumbalen Epiduralraum keine ausreichende Analgesie während des Geburtsvorganges erzeugen konnte. Bei den von uns mit Morphin behandelten 14 Patienten kam es in einem Fall zu länger anhaltendem Pruritus und bei 4 Patienten zu ausgedehntem Erbrechen. Bei 2 Patienten dieser Gruppe kam es nach mehr als 12 h von total 4 mg epidural verabreichtem Morphin zu P_aCO_2-Erhöhungen von 60 mmHg (8 kPa). Es ist in diesem Zusammenhang von vereinzelten hypoxischen Atemstillständen berichtet worden, die es deshalb unbedingt angezeigt erscheinen lassen, solche Patienten genügend lange zu überwachen.

Zum derzeitigen Stand der Erfahrung mit epidural verabreichten Morphindosen halten wir es bei *stärksten* Schmerzen oder zur Operation selbst für nicht angezeigt, Morphin anstelle von herkömmlichen Lokalanästhetika zu verwenden.

4.4 TEA bei traumatisierten Patienten

4.4.1 TEA bei Patienten mit Rippenfrakturen in Spontanatmung

Das Konzept der Spontanatmung bei schwerem Thoraxtrauma ist relativ jung [39, 40, 41, 45, 92], hat sich doch erst in den letzten zwei Jahrzehnten [3] die kontrollierte Beatmung als Therapie bei Patienten mit schwerem Thoraxtrauma durchzusetzen begonnen. Die Häufigkeit einer respiratorischen Insuffizienz bei Patienten mit instabilem Thorax (flail chest) und multiplen Rippenfrakturen ist sehr groß, so daß die Beatmung dieser Patienten weithin als „die Methode der Wahl" gilt [24, 60].

Aus der eigenen Erfahrung der vergangenen zehn Jahre (Abb. 29) wissen wir, daß Patienten mit instabilem Thorax und multiplen Rippenfrakturen erfolgreich *ohne* Beatmung behandelt werden können, wenn die Indikation richtig gestellt und das damit verbundene Therapiekonzept für den Patienten konsequent durchgeführt wird. Für eine erfolgreiche Anwendung der thorakalen Epiduralanalgesie ist die nüchterne Einschätzung der folgenden drei Kriterien unerläßlich:
1. Wache Bewußtseinslage mit Kooperationswilligkeit,
2. keine pulmonale Magensaftaspiration,
3. keine *schwere* Lungenkontusion.

Der Kooperationswille ist von großer Bedeutung, denn mit der geschaffenen Schmerzfreiheit kann der Patient nun einer effizienten Inhalations- und Physiotherapie erst zugängig gemacht werden. Hier hat sich ganz besonders der Einsatz von kontinuierlich-positivem Atemwegsdruck in der Spontanatmung (CPAP) als nützlich erwiesen (s. S. 20).

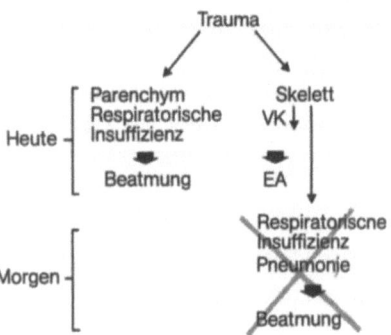

Abb. 29. Schema zur Indikation für die Beatmung bzw. TEA bei thoraxtraumatisierten Patienten

Der Anwendung von TEA bei Rippenserienfrakturen ist nach unserer Erfahrung keine obere Altersgrenze gesetzt. Wichtig für die richtige Einschätzung des Thoraxtraumas ist die Thoraxröntgenaufnahme sowie die arterielle Blutgasanalyse bei Zimmerluftspontanatmung und die Messung der Vitalkapazität bei Aufnahme in die Klinik. Ein $P_aO_2 < 50$ mmHg (6,7 kPa) und ein „milchig" verschattetes Thoraxröntgenbild lassen uns differentialdiagnostisch bei solchen Patienten eine Aspiration oder eine schwere Lungenkontusion nicht sicher unterscheiden. Allenfalls kann die genaue Anamnese die Diagnostik auf die Aspiration oder Lungenkontusion lenken. Gilt die Aspiration als gesichert, so ist in diesen Fällen die primäre kontrollierte Beatmung mit PEEP unerläßlich. Wird das Lungenparenchym im Röntgenbild als unauffällig beurteilt bei gleichzeitig erniedrigtem P_aO_2, so ist in jedem Fall der Versuch für eine thorakale Epiduralanalgesie gerechtfertigt, besonders dann, wenn die forcierte Vitalkapazität nach einer Testdosis herkömmlicher Analgetika auf etwa 15 ml/kg KG ansteigt und die

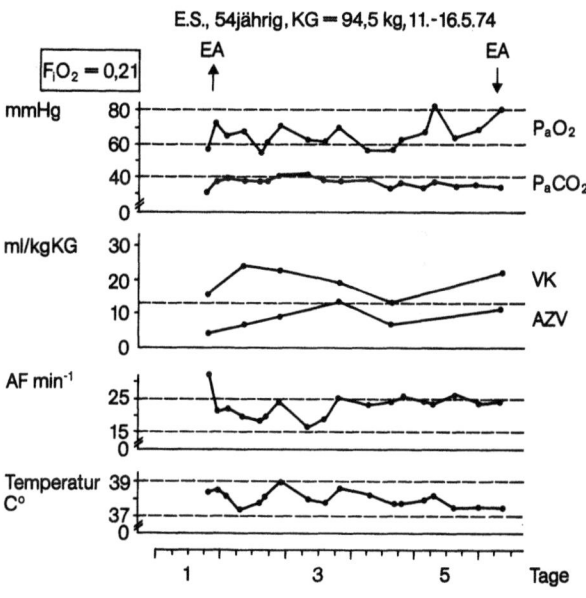

Abb. 30. Typischer Verlauf eines 54jährigen Patienten (94 kg Körpergewicht) mit instabilem Thorax links, Scapulafraktur und Claviculafraktur rechts. Nach TEA Anstieg des P_aO_2 von 59 mmHg (7,8 kPa) auf 73 mmHg (9,7 kPa) bei Zimmerluftspontanatmung. Anstieg der Vitalkapazität bei Eintritt von 13 ml/kg KG nach TEA auf 24 ml/kg KG. Ab 4. Tag nach dem Unfall langsame Normalisierung aller atemmechanischen Parameter

Atemfrequenz unter Werte von 40/min absinkt. Die Abb. 30 mag als Beispiel für den Verlauf dieser Patientengruppe stehen.

4.4.2 TEA bei polytraumatisierten Patienten in Spontanatmung

Eine Reihe von Autoren, die als postoperative Analgesie die Epiduralanalgesie befürworten, weisen auf die verbesserten arteriellen Blutgase hin und bestätigen außerdem eine Verbesserung der Atemmechanik gegenüber intravenöser Analgesie [11, 58, 63, 65, 73, 74, 101, 102, 105, 113, 118, 126, 128]. Der Vorteil, bei wachen und kooperativen polytraumatisierten Patienten nur in Epiduralanalgesie vorzugehen, liegt in der Vermeidung der Beatmung. Weiterhin kann der Patient in der postoperativen Phase mit dem Epiduralkatheter optimal schmerzfrei gehalten werden. Ein Beispiel soll den segmentalen Einsatz dieser Methode illustrieren (Abb. 31 a, b). Dieser polytraumatisierte Patient

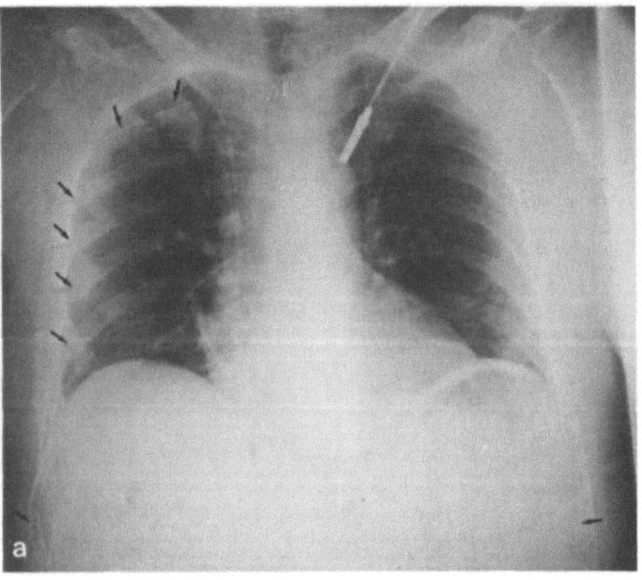

Abb. 31. a 57jähriger polytraumatisierter Patient. Sieben Rippenfrakturen rechts (zwei doppelt), drei Rippenfrakturen links (eine doppelt), außerdem Sternumfraktur rechts, offene Femur-Trümmerfraktur rechts sowie linksseitige Tibiakopfimpressionsfraktur und Beckenringfraktur. Thoraxröntgenbild bei Eintritt. Nichtraucher, Auswurf: täglich. Eintritt: P_aO_2 = 52 mmHg (6,9 kPa). VK = 52 mmHg (6,9 kPa). VK = 21% des Sollwertes

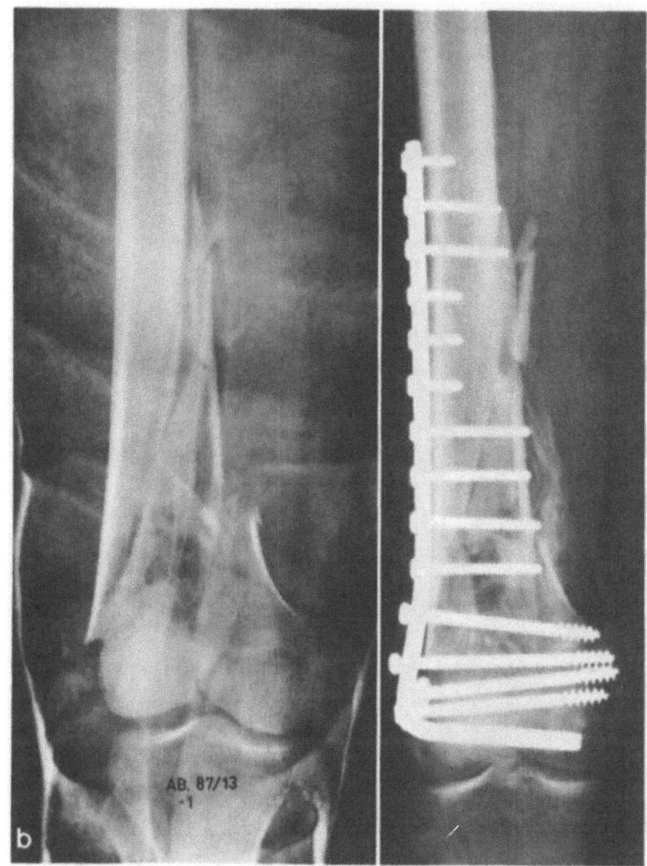

Abb. 31. b (s. Legende Abb. 31 a). Versorgung der Femurtrümmerfraktur rechts durch Winkelplattenosteosynthese. Operation in Spontanatmung mittels 2. Epiduralkatheter auf Höhe L_2

hat multiple Rippenfrakturen (3 Rippenfrakturen links, davon 1 doppelt, 7 Rippenfrakturen rechts, davon 2 doppelt), außerdem eine Sternumfraktur, der Thorax ist instabil. Der Patient hat eine zweitgradig offene Femurtrümmerfraktur, eine linksseitige Tibiakopfimpressionsfraktur sowie eine Beckenfraktur. Nach Eintritt auf die Intensivstation erhält der Patient auf Höhe von Th_3 einen Epiduralkatheter, worunter sich die Lungenmechanik und das Allgemeinbefinden des Patienten im Laufe der folgenden 5 Tage deutlich verbessert. Zu diesem Zeitpunkt wird beschlossen, die Osteosynthese der Femurtrümmerfraktur durchzuführen. Auf Höhe von L_2 wird dafür ein weiterer Epiduralkatheter plaziert. Nachdem die Lungenfunktion postoperativ keine Verschlechterung der arteriellen Blutgase ergibt, wird der thorakale Epiduralkatheter am 2. postoperativen Tag entfernt und nach weiteren 12 h der lumbal eingelegte Katheter.

4.4.3 TEA bei polytraumatisierten beatmeten Patienten

Alle Patienten mit schwerer Lungenkontusion und/oder Aspiration werden primär mit PEEP volumenbegrenzt beatmet. Bei konsequenter Beatmung läßt sich der Gasaustausch bei den meisten dieser Patienten-

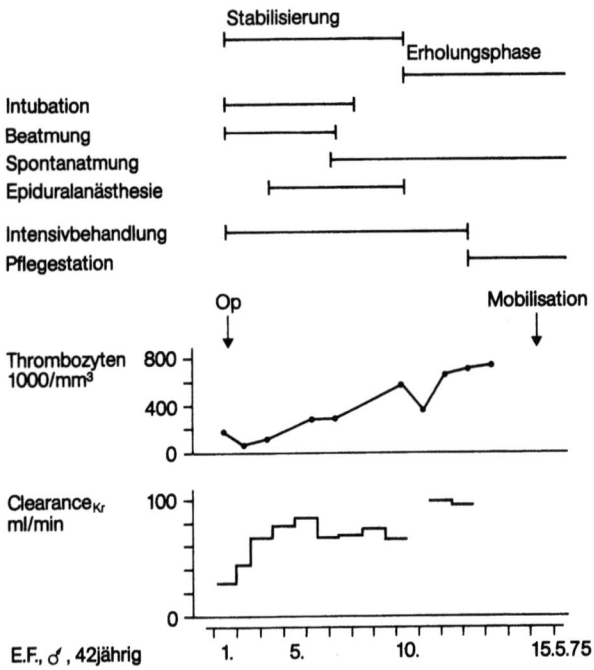

Abb. 32. Verlauf eines 42jährigen polytraumatisierten Patienten mit Rippenserienfrakturen, instabilem Thorax und Milzruptur, der wegen der notfallmäßigen Operation primär intubiert und beatmet wurde. 30 h nach der Operation noch unter Beatmung Beginn mit TEA. Spontanatmung mit CPAP ab 4. Tag nach Unfall. Extubation am 7. Tag nach Unfall. Ende der TEA am 9. Tag nach Unfall. Verlauf der Thrombozytenmenge und der endogenen Kreatininclearance bei demselben Patienten innerhalb der ersten beiden postoperativen Wochen

gruppe in den darauffolgenden 36–72 h weitgehend normalisieren. Wir warten nun nicht auf die „Stabilisation der Rippenfrakturen", sondern beginnen, die Patienten mit kontinuierlich-positivem Atemwegsdruck (CPAP) noch im Stadium der Intubation zu entwöhnen. Ist der Patient genügend wach und kooperationswillig (Abb. 32), leidet er aber noch deutlich unter den Schmerzen, so erhält er noch im beatmeten Zustand einen thorakalen Epiduralkatheter, um unter der damit möglichen Analgesie die Extubation zu beschleunigen.

Mit diesem Verfahren ist es möglich, bei dieser Patientengruppe die Beatmungszeit zu verkürzen unter der Voraussetzung, daß die Patienten nicht wegen eines Schädel-Hirn-Traumas die Beatmung benötigen [40, 45]. Diese Methode hat sich als besonders nützlich erwiesen bei Patienten, die neben dem schweren Rippentrauma ausgedehnte abdominale Verletzungen wie Milzrupturen, Leberrupturen oder Darmperforationen haben und deswegen der primären notfallmäßigen Intubationsnarkose bedürfen.

5 TEA im Vergleich mit Alternativmethoden am Beispiel der Rippenserienfrakturen

5.1 Interkostalblock

Die Technik des Interkostalblocks zur Schmerzausschaltung bei Rippenserienfrakturen wird von verschiedenen Autoren als Alternativmethode gegenüber der Beatmung erwähnt [9, 60, 61, 76, 124, 136]. Der Vorzug dieser Methode besteht in der relativ leicht erlernbaren Technik. Direkte Komplikationen sind durch zu tiefe Punktionen in die darunter liegende Pleura oder Lunge möglich. Einzelheiten der Technik sind bestens bei Moore [104] beschrieben. Sicher ist diese Technik zur Schmerzausschaltung bei Rippenserienfrakturen praktizierbar, setzt aber voraus, daß ein geübter Arzt auch nachts bereit ist, bei wieder auftretenden Schmerzen die Punktion neu vorzunehmen. Hinzu kommt, daß bei wiederholten Punktionen eine unterschiedliche Treffsicherheit zu erwarten ist. Schließlich muß bei den ständigen Wiederholungen mit der Punktionsmüdigkeit des Patienten gerechnet werden. Aus pharmakodynamischer Sicht sind diese Verfahren nicht komplett miteinander vergleichbar, sind doch die Angriffsorte des applizierten Lokalanästhetikums unterschiedlich. Ein richtig plazierter Epiduralkatheter kann die logistischen Probleme elegant umgehen. Es wird damit möglich, die Applikation der erforderlichen Lokalanästhetikadosen an eine Schwester zu delegieren.

5.2 Spinalanästhesie

Das methodische Vorgehen für die Spinalanästhesie entspricht dem der Lumbalpunktion. Die Nebenwirkungen der Spinalanästhesie, wie Kopfschmerzen, Übelkeit und Erbrechen, sind bereits seit Sicard [125] bestens bekannt und veranlaßten ihn zu neuen Wegen, d. h. zur Nutzung des Epiduralraumes. Als Alternative zur Katheterepiduralanalgesie sei die bereits vor über 40 Jahren praktizierte Katheterspinalanalgesie erwähnt [138, 139]. Wegen der erhöhten Infektionsgefahr im Subarachnoidalraum mit Ausbildung einer Meningitis hat diese Form heute nur noch historisches Interesse.

5.3 Allgemeine Analgetika

Analgetika vom Opiattyp sind die wohl am meisten verordneten Medikamente bei starken Schmerzen. So erfolgreich von diesen Mitteln Gebrauch gemacht wird, ist nicht zu verkennen, daß aus Angst vor einer möglichen starken zentral sedierenden Wirkung meist unterdosiert wird. Sind die Schmerzen nur gedämpft, aber nicht richtig beseitigt, so finden sich unterschiedlich starke Beeinträchtigungen der Atemmechanik [11, 12]. Eine Reihe von handelsüblichen Analgetika mit antipyretischen und antiphlogistischen Wirkungen können im Einzelfall, besonders bei alten Patienten mit relativ leichten Verletzungen, zum Erfolg führen. Die gleichzeitige Unterstützung der Spontanatmung mit kontinuierlich-positivem Atemwegsdruck hat sich in diesen Fällen als günstig erwiesen. Es ist uns aber bei keinem Patienten mit instabilem Thorax und großen Schmerzen gelungen, mit dieser Analgesieform die Therapie erfolgreich zu gestalten. Die Analgesie erwies sich als unzureichend, und die Therapieversuche wurden zugunsten der Epiduralanalgesie abgebrochen. Der Wert der „herkömmlichen Analgesie" läßt sich bei der Entwöhnung der Patienten von der thorakalen Epiduralanalgesie ermessen. Sobald die Intervalle der zu applizierenden Lokalanästhetikadosen auf 6–8 h ansteigen, probieren wir, auf die Epiduralanalgesie ganz zu verzichten. Die Patienten erhalten nun ein herkömmliches Analgetikum. Bei 16 von 94 genau untersuchten Patienten gelang dieses Entwöhnungsmanöver erst im zweiten oder dritten Anlauf. Wegen zu starker Schmerzen mußte die Epiduralanalgesie für 1–3 Tage noch weitergeführt werden [39].

5.4 Beatmung

Die suggestive Wirkung des Konzeptes der „internal pneumatic stabilization" [3] hat bis zum heutigen Tag zu der weitverbreiteten Meinung geführt, daß man Patienten mit instabilem Thorax und Rippenserienfrakturen uneingeschränkt intubieren und beatmen müsse [24, 78]. Auch wir halten die Beatmung für unerläßlich bei bronchopulmonaler Aspiration, schwerer Parenchymläsion der Lunge oder bei Bewußtlosigkeit des Patienten. Die Diagnose des Parenchymschadens wird mit dem Röntgenbild und den arteriellen Blutgaskonrollen bei Zimmerluft gewonnen. Die sofortige Beatmung mit positiv-end-exspiratorischem Druck (PEEP) hat hier ihren unverrückbaren Platz. Andererseits ist die Instabilität des Thoraxskelettes von untergeordneter Bedeutung. Es ist *nicht* wesentlich, das Augenmerk primär auf die Stabilität des Thoraxskelettes zu richten [81, 120], sondern es geht darum, den Gasaustausch und die Atemmechanik der Patienten genügend schnell zu verbessern [45].

5.5 Rippenosteosynthesen

Multiple Rippenfrakturen zu stabilisieren, ist in diesem Jahrhundert in verschiedenster Form dokumentiert worden [22, 81, 86, 100, 120, 141]. Dieses Problem mit stabilisierenden Operationen anzugehen, ist naheliegend, wird doch durch die sich bewegenden Frakturenden bei jeder Atemexkursion ein neuer Schmerzreiz ausgelöst. Uns erscheint diese Betrachtungsweise, sich „nur" auf die gebrochenen Rippen zu konzentrieren, als zu einseitig. Wir sehen in Patienten mit Rippenserienfrakturen ein primär dynamisches Problem, bei dem es darum geht, die Mechanik der Lunge und der Brustwand möglichst schnell wieder in den Normalzustand zurückzubringen. Bestätigend für dieses Konzept mag die kurze totale Hospitalisationszeit bei einer genau untersuchten Gruppe von 94 Patienten sein (Mittel = 16,6 Tage), bei denen die Rippenfrakturen nur in TEA behandelt wurden. Eine Erklärung für dieses Resultat sehen wir in der Tatsache, daß die Patienten zu keinem Zeitpunkt beatmet werden mußten und daß durch die gut steuerbare Analgesie die Atemmechanik frühzeitig so weit verbessert werden konnte, daß ein effizienter Hustenstoß und die Mobilisation der Patienten möglich war [39, 45]. Ein Verfahren, die Rippen durch Osteosynthesen zu stabilisieren, wird erst dann zu einer Alternative, wenn es gelingt, die totalen Krankenhausaufenthalte damit noch wesentlich zu senken.

6 Erschwerende Voraussetzungen für TEA am Beispiel der Patienten mit Rippenserienfrakturen

6.1 Probleme der Identifikation des Epiduralraumes

Neben der Methode des Resistenzverlustes (loss of resistance) [111] oder dem Nachweis des negativen Druckes im Epiduralraum [67] ist eine Vielzahl von weiteren Methoden zur Identifikation des Epiduralraumes beschrieben worden [18, 33, 34, 48, 94, 109]. Leider haben alle Identifikationstechniken Vor- und Nachteile. Wichtig ist es deshalb, eine Methode gut zu beherrschen und sich nicht bei Schwierigkeiten durch die Anwendung von weniger praktizierten Techniken selbst zu verunsichern (s. S. 14). Damit man bei Patienten mit stärksten Schmerzen mit der Stichtechnik in Seitenlage vertraut ist, ist es wichtig, diese Lagerung schon beim Wahlpatienten zu trainieren.

6.2 Adipositas

Bei Patienten mit einem Körpergewicht > 90 kg hat sich besonders die sitzende Position zur Auffindung des Epiduralraumes mit der besseren Möglichkeit zur Kyphosierung der Wirbelsäule bewährt. Durch die Epiduralanalgesie wird die Kooperationsfähigkeit ganz wesentlich verbessert: Die Patienten fühlen sich durch die Schmerzfreiheit aufgemuntert und können wesentlich motivierter an der Inhalations- und Physiotherapie teilnehmen [52].

6.3 Altersgrenzen für TEA

Eine eigentliche Altersgrenze zur Durchführung der TEA gibt es nicht. Die Technik ist aber sehr vom Kooperationsvermögen des Patienten abhängig. Es spricht auch nichts dagegen [123], bei Kindern einen thorakalen Epiduralkatheter einzulegen. Dies setzt aber erst recht voraus, daß die Kooperationsbereitschaft des Kindes vorhanden ist. Die von uns erfolgreich behandelte älteste Patientin war 90 Jahre alt. Mit der abnehmenden körperlichen Leistungsfähigkeit der alten Patienten und besonders bei denjenigen mit Thoraxtrauma wird der Hustenstoß eingeschränkt. Die sehr bald eintretende Pneumonie ist bis heute die häufigste Todesursache solcher Patienten. Es scheint uns darum besonders wichtig, alte Patienten möglichst schnell zu mobilisieren, was bei der Anwendung von herkömmlichen Analgetika wegen der zentral sedierenden Wirkung oft in Frage gestellt ist. Die Katheterepiduralanalgesie ist aus dieser Sicht eine hervorragende Alternative.

6.4 Pathologische Wirbelsäulenveränderungen

Bei einem mittleren Alter der Patienten von 59 Jahren (ältester Patient = 90 Jahre) muß man davon ausgehen, daß ein Teil dieser Patienten sklerosierte Ligamente der Wirbelsäule oder gar Ossifikationen der Wirbelgelenke hat. Bei keinem dieser Patienten kam es aber wegen sklerosierter Ligamente der Wirbelsäule zu einem Versagen der Punktionstechnik. 6 Patienten hatten verschieden starke Kyphosen. Bei allen gelang es, den thorakalen Epiduralraum zu identifizieren. Zwei Fallbeschreibungen mögen dies unterstreichen:
Bei einer 48jährigen Frau mit vorbestehender schwerer Kyphoskoliose (Abb. 33) kam es zu einem Thoraxtrauma mit Rippenserienfrakturen links 2–11 (4–7 Stückfrakturen), einem Hämatopneumothorax links, einer Zwerchfellruptur links mit Verlagerung von Bauchorganen in den linken Hemithorax, sowie zu einer Beckenringfraktur. Die Patientin wurde zur Revision der Zwerchfellruptur intubiert und beatmet. 36 h nach der Operation wurde die Patientin unter Epiduralanalgesie extubiert. Die Weiterbehandlung erfolgte mit Unterstützung von CPAP in Spontanatmung. Der weitere Verlauf war komplikationslos.
Ein 60jähriger Patient mit Morbus Bechterew verunfallte und zog sich eine linksseitige Rippenserienfraktur (5–11) zu, sowie eine Claviculafraktur links und eine Rippenfraktur der 9. Rippe rechts (Abb. 34). Mit thorakaler Epiduralanalgesie und Spontanatmungsunterstützung mit kontinuierlich-positivem Atemwegsdruck konnte der Patient, ohne beatmet werden zu müssen, nach 15 Tagen auf eine allgemeine Pflegestation verlegt werden.

6.5 Frakturen der Wirbelsäule

Eine Fraktur der Wirbelsäule verbietet nicht a priori die Anwendung der Epiduralanalgesie. Bei einem 66jährigen Patienten mit Rippenserienfrakturen und einer zusätzlichen Kompressionsfraktur des

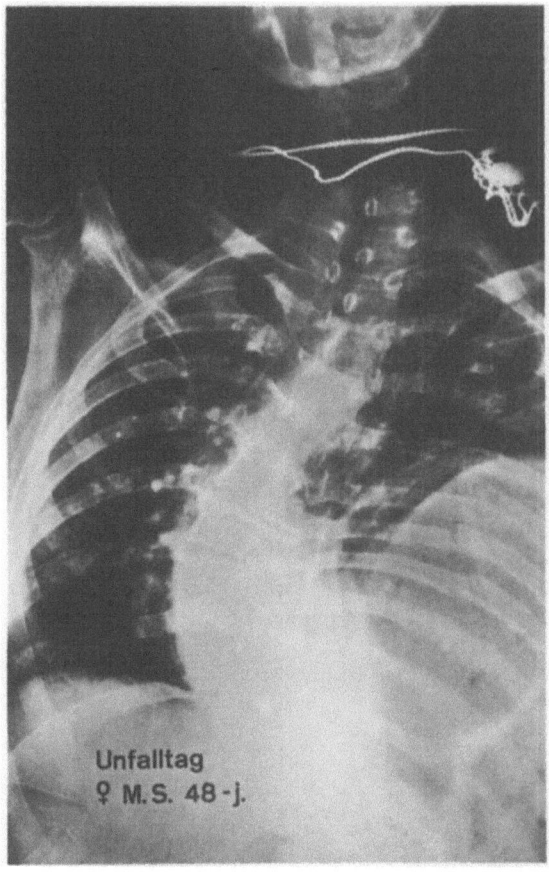

Abb. 33. 48jährige, polytraumatisierte Patientin mit Zwerchfellruptur und Verlagerung von Bauchorganen in den linken Hemithorax. Rippenserienfrakturen links 2–11 (4–7 doppelt), instabiler Thorax, Beckenringfraktur, schwere Kyphoskoliose, operative Versorgung in Intubationsnarkose, postoperative Entwöhnung unter thorakaler Epiduralanalgesie und Spontanatmung mit CPAP

12. Brustwirbels entschlossen wir uns trotzdem, auf Höhe von Th_5 einen Epiduralkatheter zu plazieren, und konnten so dem Patienten die andernfalls nötige Intubation und Beatmung ersparen. Voraussetzung für diese Art des Vorgehens ist eine genaue neurologische Abklärung des Patienten sowie ein vernünftiges Abwägen zwischen dem Allgemeinzustand des Patienten, dem Nutzen und den Gefahren solch eines Vorgehens.

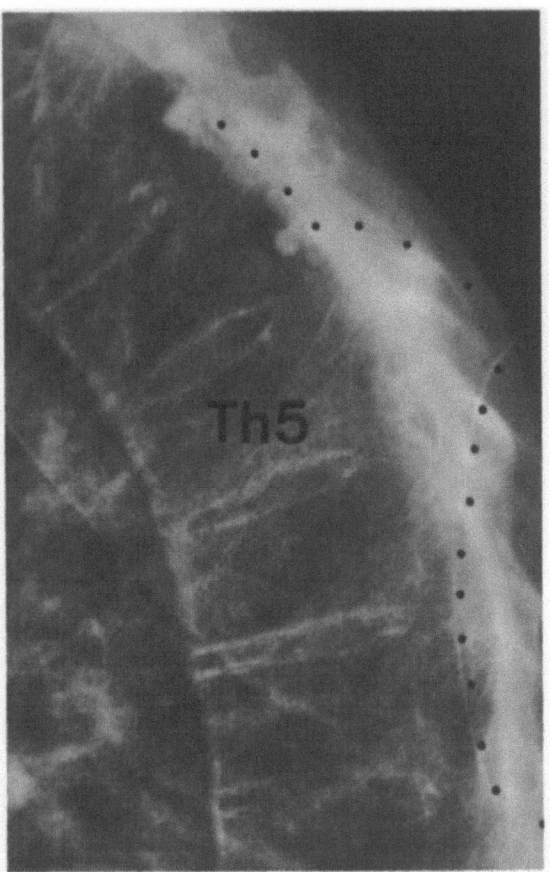

Abb. 34. Seitliche Darstellung der thorakalen Wirbelsäule mit Epiduralkatheter auf Höhe Th$_5$ bei einem 60jährigen Patienten mit Morbus Bechterew und linksseitigem instabilen Thorax, Claviculafraktur links und Fraktur der 9. Rippe rechts

6.6 Äußere Verletzungen

Bei Verletzungen der Haut direkt im segmentalen Einstichbereich verzichten wir wegen der möglichen Infektionsgefahr auf eine Punktion. Sofern der verletzte Hautbereich aber nicht den gesamten Rücken betrifft, kann man oft ausweichen, indem man oberhalb oder unterhalb der verletzten Stelle den Epiduralkatheter plaziert. Bei flächenhaften

Verbrennungen des Rückens, unabhängig vom Schweregrad, haben wir auf Grund der erhöhten Infektionsgefahr keinen Epiduralkatheter eingelegt.

7 Nebenwirkungen der TEA

7.1 Hypotension

Die Blutdrucksenkung nach Blockierung der sympathischen Nervenfasern mit peripherer Vasodilatation gehört zum Wirkungsmechanismus der Epiduralanalgesie. Einen gewissen Abfall des arteriellen Blutdrukkes um etwa 20 mmHg innerhalb der ersten 20 min nach Anästhetikumgabe werten wir als ein Zeichen des richtig plazierten Katheters. Kommt es zu einer starken Vasodilatation, die nicht allein mit Volumensubstitution aufzufangen ist (Ringerlösung), verwenden wir Adrenalin bis zu 20 µg/min per Infusionspumpe. Hiermit ist es praktisch immer möglich, den Blutdruck wieder rasch zum Ausgangswert zurückzubringen. Es sei darauf hingewiesen, daß länger bestehende Hypotensionen zu spinalen Ischämien mit Thrombosen und Infarkten des Rückenmarks führen können [14, 16]. Als Folge sind hiervon sogar Paraplegien beschrieben worden [140]. Bei der Langzeitkatheterepiduralanalgesie läßt sich beobachten, daß spätestens nach 2–3 Tagen der Behandlung mit Epiduralanalgesie die meisten Patienten keine bedeutsamen Blutdruckabfälle mehr haben. Trotzdem fordern wir für die gesamte Zeit der Epiduralanalgesie einen offenen Venenzugang, um für eine eventuell auftretende Hypotension gesichert zu sein.
Die Kreislaufwirkung von Lokalanästhetika mit Adrenalinzusatz sind eingehend am Beispiel von Lidocain von Bonica et al. [6, 7] beschrieben worden. Aus diesen Arbeiten geht hervor, daß Adrenalin eine synergistische Wirkung in Bezug auf die vasomotorische Blockade ausübt. Je nach applizierter Adrenalinkonzentration kommt es zur Abnahme des peripheren Gefäßwiderstandes (TPR), des arteriellen Mitteldruckes mit Zunahme der Herzfrequenz und des Herzzeitvolumens. Da die epidurale Resorption des Adrenalinzusatzes wesentlich langsamer vor sich geht als die direkte intravenöse Gabe, mag dies erklären, warum die vasodilatatorische Wirkung anscheinend länger anhält (20–120 min) als die direkte Wirkung von Adrenalin am Herzen. Wenn wir bei stärkerer Vasodilatation Adrenalin trotzdem intravenös infundieren, zeigt sich, daß die Beta$_2$-stimulierende Wirkung mit

peripherer Vasodilatation längst nicht so im Vordergrund steht wie die positiv-inotrope Wirkung (Beta$_1$). Diese Auffassung steht im Einklang mit den Erfahrungen von Stanton-Hicks [129, 130] bei der Behandlung von hypovolämischen und schockierten Patienten.

7.2 Bradykardie

Am Beispiel der Patienten mit Rippenserienfrakturen (2 Patienten 78- und 80jährig) kam es nach Bupivacaingabe zu behandlungsbedürftigen Bradykardien mit Blutdruckabfall, die nach Reduktion der Anästhetikamenge behoben wurden. Diese Beobachtung entspricht derjenigen anderer Autoren [99], die das hämodynamische Verhalten bei Epiduralanästhesie an einem chirurgischen Krankengut mit einem Durchschnittsalter von 49 Jahren untersuchten. Aus der Literatur wird weiterhin berichtet [110], daß es zu einer Abnahme der Herzfrequenz und des Schlagvolumens komme, sobald die Epiduralanästhesie die Dermatome oberhalb Th$_5$ bis in den Bereich von C$_6$ blockiere.
Bei 26 Patienten erhielten wir eine Analgesie innerhalb der Dermatome C$_7$-Th$_5$ (Punktionshöhe Th$_1$-Th$_4$), und bei 57 Patienten wurden die Dermatome Th$_3$-Th$_{10}$ ausgeschaltet (Punktionshöhe Th$_5$-Th$_8$). Trotz der Höhe dieser Punktionstechnik beobachteten wir in nur zwei Fällen eine Bradykardie. Eine Erklärung hierfür ist wohl in erster Linie in der unterschiedlichen Technik zu suchen. Während Otton [110] die Blokkierung der thorakalen Dermatome durch Einstich im Bereich der lumbalen oder tiefen thorakalen Zonen erreichte, kommt man bei einer Technik, die sich primär auf die gewünschten Segmente beschränkt, offensichtlich mit wesentlich geringeren Anästhetikadosen aus. Ein weiterer Grund für die selten beobachteten Bradykardien mag darin liegen, daß wir ausschließlich Bupivacain mit Adrenalin verwendeten.

7.3 Miktionsbeschwerden

Mit Miktionsbeschwerden bei Patienten unter thorakaler Epiduralanalgesie ist nach unserer Erfahrung in etwa 15% aller Fälle zu rechnen, wobei Männer doppelt so häufig betroffen sind als Frauen. Viele dieser Beschwerden lassen sich mit einem einmaligen Blasenkatheterismus beheben. War ein Dauerkatheter erforderlich, so konnte dieser spätestens am 5. Behandlungstag entfernt werden.

8 Komplikationen bei TEA

8.1 Punktion von Plexusvenen

Am Beispiel der Patienten mit Rippenserienfrakturen kam es bei 16 von 94 Patienten zu einer Punktion des im Epiduralraum gelegenen Venenplexus. In 7 Fällen genügte es, die Nadel zurückzuziehen und den Einführungswinkel leicht zu verändern. Die Blutung bei den verbleibenden 9 Patienten konnte auf diese Weise nicht gestoppt werden. Es wurde darum auf einen der nächst höher gelegenen Zwischenwirbelräume gewechselt. Da durch eine primär systemische Absorption von Lokalanästhetika Komplikationen zu erwarten sind [6, 7, 8, 12], haben wir keinen Versuch unternommen, bei einer Blutung aus der Epiduralnadel trotzdem den Katheter an derselben Stelle einzubringen.

8.2 Durapunktion mit Leck

Eine Durapunktion mit der Epiduralnadel ist sehr stark abhängig vom Geschicklichkeitsgrad und der Erfahrung des ausführenden Anästhesisten. Kommt es zu einer Punktion, so fließt sofort Liquor aus der Nadel ab. Dies ist kein Grund, das Vorhaben nun abzubrechen. Man nimmt eine erneute Punktion vor, die einige Zwischenwirbelräume über der primären Punktionsstelle liegt. Die Applikation von Bupivacain erfolgt dann in üblicher Weise. Klagt der Patient nach etwa 24 h über Kopfschmerzen, so erhält er konventionelle Analgetika, und erst wenn diese unbefriedigend wirken, infundieren wir über denselben Epiduralkatheter 0,9% NaCl-Lösung langsam in den Epiduralraum mit einer Infusionspumpe.

9 Kontraindikationen

9.1 Sepsis

Ein schwerer septischer Zustand eines Patienten, besonders bei unklarer Genese, ist Grund genug für uns, keinen Epiduralkatheter einzulegen. Ein septischer Prozeß direkt im Einstichsbereich wurde schon von Pagés [111] als Kontraindikation beschrieben.

9.2 Gerinnungsstörungen

Akute Gerinnungsstörungen mit einem Quickwert $< 20\%$, einem Fibrinogenwert < 100 mg%, mit erhöhten Fibrinogenspaltprodukten > 40 µg/l und Thrombozytenwerten $< 50 000$ µl sind für uns eine Kontraindikation zur Anlage eines Epiduralkatheters. Hier muß zuerst die Blutungsneigung behandelt werden. Bei antikoagulierten Patienten mit einem Quickwert von 25% oder darunter wird das Risiko abgewogen, und gegebenenfalls die Antikoagulation für 24–48 h unterbrochen, um nach Anstieg der Gerinnungsfaktoren, z. B. bei einem Quickwert $> 50\%$, den Epiduralkatheter einzulegen. Will man in dringenden Fällen die Antikoagulation schnell abbrechen, so läßt sich dies durch die Infusion von 4–8 Einheiten Frischplasma (FFP) erreichen. Die Antikoagulation kann nach sorgfältigstem Abwägen der Risiken nach 48 h wieder begonnen werden, sofern sich der Epiduralkatheter einwandfrei plazieren ließ und bei der Punktion keine Blutungen auftraten. Auch sogenannte Low-dose-Heparinisierungen mit normaler Antithrombinzeit müssen bei liegendem Epiduralkatheter mit Vorsicht betrachtet werden. Auch hier ist zu prüfen, inwieweit die Heparinisierung wirklich eine zwingende Indikation hat.

10 Gewöhnung – Tachyphylaxie

Die Ursachen für die Gewöhnung sind bis heute nicht voll geklärt. Nach Tucker et al. [137] ist eine echte Verminderung der Wirkung des Anästhetikums am Nervenmembranrezeptor denkbar. Es wird auch eine direkte strukturelle Veränderung des Epiduralraums durch das Lokalanästhetikum postuliert. Hierdurch kommt es dann zu einer veränderten Verteilung oder aber auch zu einer erhöhten Resorption des Anästhetikums. Aus der klinischen Erfahrung schließen wir uns der Meinung von Stanton-Hicks [131] an, daß Bupivacain deutlich weniger Gewöhnungszeichen aufweist, als sie von Lidocain bekannt sind. Wesentlich scheint, daß das analgetische Niveau nie ganz auf Null abfallen darf. Wir sehen deshalb auch in der intermittierenden Gabe des Lokalanästhetikums durch den Katheter einen gewissen Vorteil. Die überwachende Schwester wird viel besser motiviert, immer wieder zu überprüfen, ob der Block noch besteht. Hingegen kann die Technik mit einer Infusionspumpe zur kontinuierlichen Gabe des Lokalanästhetikums leicht den Eindruck suggerieren, der Patient erhalte ohnehin genügend Lokalanästhetikum.
Nach pharmakologischer Definition [56, 88] versteht man unter einer Tachyphylaxie die schnelle Abnahme der Wirkung eines Pharmakons an seinem Wirkungsort. Nicht selten wird auch der Begriff der Gewöhnung und Tachyphylaxie synonym in der Literatur benützt. Eine schnelle Abnahme der Wirkung mit völligem Wirkungsverlust = Tachyphylaxie konnte nach der eigenen Erfahrung bei Bupivacain bis jetzt nur ganz selten beobachtet werden. Bevor man von einer Tachyphylaxie redet, sollte aber geprüft sein, ob nicht Verlegung, Knickung oder Katheterbrüche wie auch ein falsch identifizierter Epiduralraum allzu schnell an eine Tachyphylaxie haben denken lassen. Sind alle technischen Fehler ausgeschlossen und ist das Pharmakon nicht überaltert oder sonst geschädigt, mag man dieses Phänomen als Erklärung heranziehen.

11 Literatur

1. Alexander J I, Spence A A, Parikh R K, Stuart, B (1973) The role of airway closure in postoperative hypoxaemia. Br J Anaesth 45: 34
2. Anthonisen N R, Danson J, Robertson P C, Ross W R D (1969/70) Airway closure as a function of age. Respir Physiol 8: 58
3. Avery E E, Morch E T, Benson D W (1956) Critically crushed chests: A new method of treatment with continuous mechanical hyperventilation to produce alkalotic apnea and internal pneumatic stabilization. J Thorac Cardiovasc Surg 32: 291
4. Behar M, Magora F, Olshwang D, Davidson J T (1979) Epidural morphine in treatment of pain. Lancet 3: 527
5. Bonica J J (1969) Regional anesthesia: Recent advances and current status. Clinical Anesthesia. Ser 2. Davis, Philadelphia
6. Bonica J J, Berges P U, Morikawa K (1970) Circulatory effects of peridural block: I. Effects of level of analgesia and dose of Lidocaine. Anesthesiology 33: 619
7. Bonica J J, Akamatsu, T J, Berges P U, Morikawa K, Kennedy W F (1971) Circulatory effects of peridural block: II. Effects of Epinephrine. Anesthesiology 34: 514
8. Bonica J J, Kennedy Jr W F, Akamatsu T J, Gerbershagen H U (1972) Circulatory effects of peridural block: III. Effects of acute blood loss. Anesthesiology 36: 219
9. Brewer L A, Steiner L E (1968) The management of crushing injuries of the chest. Surg Clin North Am 48: 1279
10. Bridenbaugh L D, Moore, D C, Bagdi P, Bridenbaugh P O (1968) The position of plastic tubing in continuous-block techniques: An X-ray study of 552 patients. Anesthesiology 29: 1047
11. Bromage P R (1955) Spirometry in assessment of analgesia after abdominal surgery: A method of comparing analgesic drugs. Br Med J 2: 589
12. Bromage P R (1967) Physiology and pharmacology of epidural analgesia. Anesthesiology 28: 592
13. Bromage P R (1969) Ageing and epidural dose requirements: Segmental spraed and predictability of epidural analgesia in youth and extreme age. Br J Anaesth 41: 1016
14. Bromage P R (1974) Spinal thrombophlebitis after hypotensive anaesthesia. N Z Med J 80: 519
15. Bromage P R (1975) Mechanism of action of extradural analgesia. Br J Anaesth 47: 199
16. Bromage P R (1976) „Paraplegia following epidural analgesia": A misnomer. Anaesthesia 31: 947
17. Bromage P R (1978) Epidural analgesia. Saunders, Philadelphia London Toronto
18. Brooks W (1957) An epidural indicator. Anaesthesia 12: 227
19. Brügger A (1977) Die Erkrankungen des Bewegungsapparates und seines Nervensystems. Fischer, Stuttgart New York

20. Buist A S, van Fleet D L, Ross B B (1973) A comparison of conventional spirometric tests and the test of closing volume in an emphysema screening center. Am Rev Respir Dis 107: 735
21. Burn J M B, Langdon L (1974) Duration of action of epidural methyl prednisolone. Am J Phys Med 53: 29
22. Carlisle B B, Sutton J P, Stephenson S E (1966) New technique for stabilization of the flail chest. Am J Surg 112: 133
23. Cathelin M F (1901) Une nouvelle voie d'injection rachidienne. Méthode des injections épidurales par le procédé du canal sacré. Application a l'homme. C R Soc Biol (Paris) 53: 452
24. Christensson P, Gisselsson L, Lecerof H, Malm A J, Ohlsson N M (1979) Early and late results of controlled ventilation in flail chest. Chest 75: 4
25. Churchill E D, McNeill D (1927) The reduction in vital capacity following operation. Surg Gynecol Obstet 44: 483
26. Civetta J M, Brons R, Gabel J C (1972) A simple and effective method of employing spontaneous positive-pressure ventilation. J Thorac Cardiovasc Surg 63: 312
27. Clague M B, Collin J, Fleming L B (1979) Prediction of postoperative respiratory complications by simple spirometry. Ann R Coll Surg Engl 61: 59
28. Corning J L (1885) Spinal anaesthesia and local medication of the cord. N Y Med J 42: 483
29. Covino B G (1972 a) Local anaesthesia (first of two parts). N Engl J Med 286: 975
30. Covino B G (1972 b) Local anaesthesia (second of two parts). N Engl J Med 286: 1035
31. Crawford J S (1976) The epidural sieve and MBC (minimal blocking concentration): An hypothesis. Anaesthesia 31: 1277
32. Curbelo M M (1949) Continuous peridural segmental anesthesia by means of a ureteral catheter. Anaesth Analg 28: 13
33. Dawkins C J M (1961) A drip epidural indicator. Anaesthesia 16: 102
34. Dawkins C J M (1963 a) The identification of the epidural space: A critical analysis of the various methods employed. Anaesthesia 18: 66
35. Dawkins C J M (1963 b) Pain relief following the injection of oily solution of Nupercaine and Lignocaine into the peridural space. In: Rizzi R (ed) Symposium on treatment of painful syndromes by nerve block, Venice 1963. Consonni, Vicenza, p 189
36. Dawkins C J M (1969) An analysis of the complications of extradural and caudal block. Anaesthesia 24: 554
37. Dawkins C J M, Steel G C (1971) Thoracic extradural (epidural) block for upper abdominal surgery. Anaesthesia 26: 41
38. Dilke T F, Burri H C, Grahame R (1973) Extradural corticosteroid injection in management of lumbar nerve root compression. Br Med J II: 635
39. Dittmann M (1980) Thorakale Epiduralanalgesie (TEA) beim Thoraxtrauma. Habilitationsschrift, Universität Basel
40. Dittmann M, Ferstl A, Wolff G (1975 a) Epidural analgesia for the treatment of multiple ribfractures. Eur J Intens Care Med 1: 71
41. Dittmann M, Pochon J P, Claudi B, Wolff G (1975 b) Epiduralanästhesie bei Behandlung von Rippenserienfrakturen. Helv Chir Acta 42: 635
42. Dittmann M, Pike P M H, Wolff G (1977 a) The Basle PEEP-Weaner. Anaesthesia 32: 559

43. Dittmann M, Lehmann K, Pochon J P, Wolff G (1977b) Neue Technik der Spontanatmung mit positiv endexspiratorischem Druck (PEEP) beim Erwachsenen. Intensivmed. 14: 101
44. Dittmann M, Frede K E, Wolff G (1977c) A useful step in weaning adults from ventilation: Spontaneous breathing with CPAP and PEEP. Haemodynamic performance and gas exchange. Intensive Care Med 3: 120
45. Dittmann M, Keller R, Wolff G (1978) A rationale for epidural analgesia in the treatment of multiple ribfractures. Intensive Care Med 4: 193
46. Dittmann M, Steenblock U, Gerber H (1980) Thorakale Epiduralanalgesie (TEA) zur postoperativen Schmerzbehandlung. Ther Umschau 37: 797
47. Dittmann M, Steenblock U, Wolff G, Allgöwer M (1981) Respiratory assistance on surgical wards with continuous positive airway pressure (TURBO-PEEP-Weaner). Am J Surg 142: 625
48. Dogliotti A M (1931) Eine neue Methode der regionären Anaesthesie: Die peridurale segmentäre Anaesthesie. Zentralbl Chir 50: 3141
49. Doughty A (1972) The treatment of pain. In: Wylie, Churchill-Davidson 3rd ed n. (eds) Practice of anaesthesia Lloyd-Luke, London, p 1099
50. Doughty A (1974) A precise method of cannulating the lumbar epidural space. Anaesthesia 29: 63
51. Edel H, Knauth K (1977) Grundzüge der Atemtherapie. 3. Aufl. Steinkopff, Dresden
52. Egbert L D, Battit G E, Welch C E, Bartlett M K (1964) Reduction of postoperative pain by encouragement and instruction of patients. A study of doctor-patient rapport. N Engl J Med 270: 825
53. Engquist A, Brandt M R, Fernandes A, Kehlet H (1977) The blocking effect of epidural analgesia on the adrenocortical and hyperglycemic responses to surgery. Acta Anaesthesiol Scand 21: 330
54. Eriksen J, Andersen J, Rasmussen J P (1977) Postoperative pulmonary function in obese patients after upper abdominal surgery. Acta Anaesthesiol Scand 21: 336
55. Foerster O (1927) Die Leitungsbahnen des Schmerzgefühls und die chirurgische Behandlung der Schmerzzustände. Urban & Schwarzenberg, Berlin
56. Forth W, Henschler D, Rummel W (1977) Allgemeine und spezielle Pharmakologie und Toxikologie. 2. Aufl. B I Mannheim Wien Zürich
57. Gal T J, Cooperman L H (1975) Hypertension in the immediate postoperative peiod. Br J Anaesth 47: 70
58. Galindo A, Hernandez J, Benavides O, Ortegon de Muroz S, Bonica J J (1975) Quality of spinal extradural anaesthesia: The influence of spinal nerve root diameter. Br J Anaesth 47: 41
59. Gerbershagen H U, Frey R, Müller K P (1976) Rehabilitation der Atmung. Fischer, Stuttgart New York
60. Gibbons J, James O, Quail A (1973a) Management of 130 cases of chest injury with respiratory failure. Br J Anaesth 45: 1130
61. Gibbons J, James O, Quail A (1973b) Relief of pain in chest injury. Br J Anaesth 45: 1136
62. Graham J L, King R, McCaughey W (1980) Postoperative pain relief using epidural morphine. Anaesthesia 35: 158
63. Green R, Dawkins C J M (1966) Postoperative analgesia. Anaesthesia 21: 372
64. Gregory G A, Kitterman J A, Phibbs R H, Tooley W H, Hamilton W K (1971) Treatment of the idiopathic respiratory distress syndrome with continuous positive airway pressure. N Engl J Med 284: 1333

65. Griffiths D P G, Diamond, A W, Cameron J D (1975) Postoperative extradural analgesia following thoracic surgery: A feasibility study. Br J Anaesth 47: 48
66. Gross D (1977) Der schwerkranke Mensch. Therapiewoche 27: 1760
67. Gutiérrez A (1932) Anestesia metamerica peridural. Rev Cirurg (Buenos Aires) 12: 665
68. Heldt T J, Moloney J C (1928) Negative pressure in epidural space. Am J Med Sci 175: 371
69. Herzog H, Keller R (1973) Indikation und Technik der Aerosoltherapie in der Langzeitbehandlung der chronischen Bronchitis. Med Klin 68: 1610
70. Herzog H., Perruchoud A (1977) Physiothérapie et aérosols par pression intermittente dans la réhabilitation des maladies chroniques obstructives du poumon. Poumon Coeur XXXIII: 79
71. Hewlett A M, Branthwaite M A (1975) Postoperative pulmonary function. Br J Anaesth 47: 102
72. Hlastala M P, Wranne B, Lenfant C J (1973) Cyclical variations in FRC and other respiratory variables in resting man. J Appl Physiol 34: 670
73. Holmdahl M H, Modig J (1975) The role of regional block versus parenteral analgesics in patient management with special emphasis on the treatment of postoperative pain. Br J Anaesth 47: 264
74. Holmdahl M H, Sjögren S, Ström G, Wright B (1972) Clinical aspects of continuous epidural blockade for postoperative pain relief. Ups J Med Sci 77: 47
75. Husemeyer R P, O'Connor M C, Davenport H T (1980) Failure of epidural morphine to relieve pain in labour. Anaesthesia 35: 161
76. James O, Gibbons J, Bissett R (1974) The management of respiratory failure due to combined chest and abdominal injuries. Aust NZ J Surg 44: 277
77. Jansen E (1928) The development of negative pressure during spinal puncture. Am J Med Sci 175: 371
78. Jette N T, Barash P G (1977) Treatment of a flail injury of the chest: A case report with consideration of the evolution therapy Anaesthesia 32: 475
79. Johnston J R, McCaughey W (1980) Epidural morphine. Anaesthesia 35: 155
80. Jong R de (1977) Local anesthetics. Thomas, 2nd edn. Springfield, Ill
81. Judet R (1973) Ostéosynthèse costale. Rev Chir Orth Suppl 59: 334
82. Keegan J J (1947) Dermatome hypalgesia with postlateral herniation of lower cervical intervertebral disc. J Neurosurg 4: 115
83. Kehlet H, Brandt M E (1978) Die Modifikation der endokrinologischmetabolischen Reaktion auf den Operationsstreß durch peridurale Sympathikusblockade. In: Anästhesie und Intensivmedizin: Bd 124, Neue Aspekte in der Regionalanästhesie I. Springer, Berlin Heidelberg New York
84. Keller R (1975) Inhalationstherapie bei obstrukiven Atemwegserkrankungen. Atemwegs Lungenkr 1: 51
85. Keller, R, Perruchoud A, Anderhub H P, Herzog H (1974) Die Atemphysiotherapie bei chronischer Bronchitis. Symposium über chronische obstruktive Lungenerkrankungen und Cor pulmonale. Berlin 1974
86. Kessler E (1978) Neue Gesichtspunkte bei der operativen Versorgung des Thoraxwandbruches. Thoraxchir Vask Chir 26: 280
87. Knudsen J (1970) Duration of hypoxaemia after uncomplicated upper abdominal and thoraco-abdominal operations. Anaesthesia 25: 372
88. Laurence D R (1973) Clinical pharmacology. Churchill, Edinburgh London New York

89. Laver M B, Bendixen H H (1966) Atelectasis in the surgical patient recent conceptual advances. Prog Surg 5: 1
90. Läwen A (1912) Über die Verbindung der Lokalanästhesie mit der Narkose, über hohe Extraduralanästhesie und epidurale Injektionen anästhesierender Lösungen bei tabischen Magenkrisen. Beitr Klin Chir 80: 168
91. Lee J A, Bryce-Smith R (1976) Practical regional analgesia. Excerpta Medica, Amsterdam Oxford New York, Elsevier, New York
92. Lloyd J W, Crampton-Smith A, O'Connor B T (1965) Classification of chest injuries as an aid to treatment. Br Med J 1: 1518
93. Lund P C, Cwik J C, Gannon R T (1975) Extradural anaesthesia: Choice of local anaesthetic agents. Br J Anaesth 47: 313
94. Macintosh R R (1950) Extradural space indicator. Anaesthesia 5: 98
95. Macintosh R R (1953) Lumbalpunktion und Spinalanaesthesie. Schwabe, Basel
96. Macintosh R R, Mushin W W (1947) Observations on the epidural space. Anaesthesia 2: 100
97. Magora F, Olshwang D, Eimerl D, Shorr J, Katzenelson R, Cotev S, Davidson J T (1980) Observations on extradural morphine analgesia in various pain conditions. Br J Anaesth 52: 247
98. McCarthy D S, Spencer R, Greene R, Milic-Emili J (1972) Measurement of closing volume as a simple and sensitive test for early detection of small airway disease. Am J Med 52: 747
99. McLean A P H, Mulligan G W, Otton P, McLean L D (1967) Hemodynamic alterations associated with epidural anaesthesia. Surgery 62: 79
100. Meier P, Schüpbach P (1978) Zur Therapie des instabilen Thorax bei Rippenserienfrakturen. Schweiz Med Wochenschr 108: 608
101. Meridies R, Siepmann H, Maar K (1977) Schmerzbekämpfung nach retroperitonealer Lymphadenektomie mit Hilfe der kontinuierlichen Epiduralanalgesie. Urologe [A] 16: 219
102. Miller L, Gertel M, Fox, G S, McLean L D (1976) Comparison of effect of narcotic and epidural analgesia on postoperative respiratory function. Am J Surg 131: 291
103. Montañés G E (1978) Evolucion historica de la anestesia regional. Rev Esp Anestesial Reanim XXV: 163
104. Moore D C (1965) Regional block. 4th edn. Springfield, Thomas Ill
105. Muneyuki M, Ueda Y, Urabe N, Takeshita H, Inamoto A (1968) Postoperative pain relief and respiratory function in man: Comparison between intermittent intravenous injections of meperidine and continuous lumbar epidural analgesia. Anaesthesiology 29: 304
106. Muneyuki M, Shirai K, Inamoto A (1970) Roentgenographic analysis of the positions of catheters in the epidural space. Anaesthesiology 33: 19
107. Naumann C (1978) Einfluß der postoperativen Analgesiemethode auf die Lungenfunktion nach Thoraxchirurgie. In: Anästhesie und Intensivmedizin: Bd 124, Neue Aspekte in der Regionalanästhesie I. Springer, Berlin Heidelberg New York
108. Nimmo W S, Littlewood D G, Scott, D B., Prescott L F (1978) Gastric emptying following hysterectomy with extradural analgesia. Br J. Anaesth 50: 559
109. Odom C B (1936) Epidural Anaesthesia. Am J Surg 34: 547
110. Otton P E, Wilson E J (1966) The cardiocirculatory effects of upper thoracic epidural analgesia. Can Anaesth Soc J 13: 541
111. Pagés F (1921) Anestesia metamérica. Rev Sanid Mil II: 351

68 Literatur

112. Perruchoud A, Keller R, Herzog H (1975) Der Effekt kombinierter atemphysiotherapeutischer Maßnahmen auf den pulmonalen Gasaustausch und die Ventilation. Schweiz. Med Wochenschr 105: 1659
113. Pflug A E, Murphy T M, Butler S. H., Tucker G T (1974) The effects of postoperative peridural analgesia on pulmonary therapy and pulmonary complications. Anaesthesiology 41: 8
114. Pokieser H (1975) Röntgenologische Befunde bei akuter Herzinsuffizienz. 7. Gemeinsame Tagung der Deutschen und der Oesterreichischen Arbeitsgemeinschaft für internistische Intensivmedizin, Gießen, 8.–11. 10. 75
115. Pontoppidan H, Laver M B, Geffin B (1970) Acute respiratory failure in the surgical patient. Adv Surg 4: 163
116. Pontoppidan H, Geffin B, Lowenstein E (1972) Acute respiratory failure in the adult. N Engl J Med 287: 690, 743, 799
117. Ramachandran P R, Fairley H B (1970) Changes in functional residual capacity during respiratory failure. Can Anaesth Soc J 17: 359
118. Renck H, Edström H, Kinnberger B, Brandt G (1976) Thoracic epidural analgesia II – Prolongation in the early postoperative period by continuous injection of 1,0% bupivacaine. Acta Anaesthesiol Scand 20: 47
119. Ritchie J M (1975) Mechanism of action of local anaesthetic agents and biotoxins. Br J Anaesth 47: 191
120. Roy-Camille R, Siguier M, Saillant G, Pasteyer J (1978) Fixation chirurgicale des volets thoraciques par agrafage costal (Technique de R. Judet). „Les urgences" en anaesthésie et en réanimation. Arnette, Paris
121. Sanchez R, Acuña L, Rocha F (1967) An analysis of the radiological visualization of the catheters placed in the epidural space. Br J Anaesth 39: 485
122. Sayle-Creer W (1969) Epidural injections of corticosteroids in lumbago and sciatica. In: Jacomb RG (ed) Symposium, Burnley 1969. Upjohn, SG-10
123. Schulte-Steinberg O (1978) Die Regionalanästhesie im Kindesalter. In: Ahnefeld FW, Bergmann H, Burri C et al (Hrsg) Lokalanästhesie, Klinische Anaesthesiologie und Intensivtherapie, Bd 18, Springer, Berlin Heidelberg New York, S 146
124. Shackford S R, Smith D E, Zarins C K, Rice C L, Virgilio R W (1976) The management of flail chest. A comparison of ventilatory and nonventilatory treatment. Am J Surg 132: 759
125. Sicard M A (1901) Les injections médicamenteuses extradurales par voie sacrococcygienne. C R Soc Biol (Paris) 53: 396
126. Simpson B R, Parkhouse J, Marshall R, Lambrechts W (1961) Extradural analgesia and the prevention of postoperative respiratory complications. Br J Anaesth 33: 628
127. Snyder S H (1977) Opiate receptors and internal opiates. Sci Am 236: 44
128. Spence A A, Logan D A (1975) Respiratory effects of extradural nerve block in the postoperative period. Br J Anaesth 47: 281
129. Stanton-Hicks M (1975) Cardiovascular effects of extradural anaesthesia. Br J Anaesth 47: 253
130. Stanton-Hicks M (1978) The influence of hypovolaemia and shock of the haemodynamic alterations due to regional anaesthesia. In: Anästhesie und Intensivmedizin: Bd 124, Neue Aspekte in der Regionalanästhesie I. Springer, Berlin Heidelberg New York
131. Stanton-Hicks M, Murphy T M, Bonica J J, Mather L E, Tucker G T (1976) Effects of extradural block: Comparison of the properties, circulatory effects and pharmacokinetics of Etidocaine and Bupivacaine. Br J Anaesth 48: 575

132. Staub N C (1974) „State of the art" review. Pathogenesis of pulmonary edema. Am Rev Respir Dis 109: 358
133. Swerdlow M (1978) Relief of interactable pain. Excerpta Medica, Amsterdam London New York, 2nd edn
134. Steenberge AL van (1969) L'anésthésie peridurale. Masson, Paris
135. Taube H D (1978) Opiatrezeptoren und Endorphine. Anaesthesist 27: 2
136. Trinkle J K, Richardson J D, Franz J L, Grover F L, Arom K V, Holmstrom F M G (1975) Management of flail chest without mechanical ventilation. Ann Thorac Surg 19: 355
137. Tucker G T, Matner L E (1975) Pharmacokinetics of local anaesthetic agents. Br J Anaesth 47: 213
138. Tuohy E B (1944) Continuous spinal anesthesia: its usefulness and technique. Anaesthesiology 5: 142
139. Tuohy E B (1945) Continuous spinal anesthesia: a new method utilising a ureteral catheter. Surg Clin J Am 25: 854
140. Urquhart-Hay D (1969) Paraplegia following epidural analgesia. Anaesthesia 24: 461
141. Volkmer I, Krespis E, Stapenhorst K (1978) Der instabile Thorax, ein Beitrag zur operativen Behandlung. Thoraxchirurgie 26: 275
142. Widman B (1975) Plasma concentration of local anaesthetic agents in regard to absorption, distribution and elimination, with special reference to Bupivacaine. Br J Anaesth 47: 231
143. Winnie A P, Hartman J T, Meyers H L, Ramamurthy S, Barangan V (1972) Pain clinic II: Intradural and extradural corticosteroids for sciatica. Anaesth Analg 51: 990
144. Wolff G, Dittmann M, Lehmann K, Steenblock U, Harder F, Dalquen P (1980) Die akute respiratorische Insuffizienz (ARI) und das adult respiratory distress syndrome (ARDS). In: Wolff G, Keller, R, Suter P (Hrsg) „ARDS". Symposium der Schweizerischen Gesellschaft für Intensivmedizin. Springer, Berlin Heidelberg New York
145. Woodbridge P D (1930) Therapeutic nerve block with Procaine and alcohol. Am J Surg 9: 278
146 Wüst H J, Sandmann W, Florack G, Lennartz H (1976) Kreislaufveränderungen während und nach aortofemoralen Bypass-Operationen unter kontinuierlicher Epiduralanästhesie. Langenbecks Arch Chir 342: 594

Sachverzeichnis

A_aDO_2-Wert 39
Abhusten 24
Adipositas 53
Adrenalin 58
Alkoholinjektionen 41
Altersgrenze 45
Ansprechbarkeit 24
Analgesiegrenzen 17, 18, 40
Analgesietiefe 30
Analgetika, allgemeine 51
Arachnoidea spinalis 3
Aspiration 25, 45, 48, 51
Atelektasen 20
Atemgymnastik 21
Atemmittellage 32
Atemzugvolumen (AZV) 18, 32
Atmung, paradoxe 28
Aufstehen 24

Bakterienfilter 16
Bauchlage 21
Beatmung 51
–, kontrollierte 45
–, volumenbegrenzte 48
Bewußtsein 24
Blutdruckabfall 18, 19
Blutgasanalyse, arterielle 9
Bolus 17, 18, 22
Bradykardie 59
Bronchialkollaps 29
Bronchogramm, positives 28
Brustwandsegment, instabiles 28
Bupivacain 17
Bupivacainlösung, kontinuierlich 19

Cavum epidurale 1, 3, 5, 6
closing volume (CV) 19
CPAP 35, 44, 49, 54

–, Anwendung 20
–, Spontanatmungshilfe 33

Delirium tremens 24
Dermatosen 17
Diffusion des Anästhetikums 6
Dornfortsätze 12
Dosis 51
Druck, negativer 12
Dura mater spinalis 3
Durapunktion, Leck 60

Endorhachis 3, 5
epidural injiziertes Lokalanästhetikum 7
–, Aufnahme 7
–, Ausscheidung 7
–, Verteilung 7
Epiduralnadel 16
Epiduralkatheter 9
–, zwei 48
Epiduralraum 1, 3
–, Identifikation 53
Epiduralset, allgemeiner Teil 11
–, spezieller Teil 19
Epineurium 3
Erbrechen 43
Extraduralraum 1, 3
Extubation, verzögerte 35

Fehler, technische 62
feuchte Lunge 28
flail chest 28, 44
Foramen interlaminare 1, 3, 4, 12
– occipitale magnum 3
Foramina intervertebralia 6
Frischplasma (FFP) 61
funktionelle Residualkapazität (FRC) 2, 19, 31

Sachverzeichnis

Ganglioplegie 18
Gasaustauschstörung 25, 32
Gefäßwiderstand, peripherer (TPR) 58
Gerinnungsstörungen 61
Gewöhnung 62

hängender Tropfen 14
Hautemphysem 27
Hautverletzungen 56
Hiatus sacralis 3
Hustenstoß 19, 21, 30, 39, 40, 52, 54

Identifikation des Epiduralraumes 2
Indikationen 1, 36
Infusionspumpe 40
Infusionssystem 14, 15
instabiler Thorax 2, 27, 44
instabiles Thoraxsegment (flail chest) 21
Interkostalblock 50
intermittierende Gabe 62
internal pneumatic stabilization 2, 51
interstitielles Ödem 25
Intervalle 18, 51
intraalveoläres Ödem 25
Intubationsnarkose 2
IPPV-Inhalation 20
Ischämien, spinale 58

Katheter 16
Katheteraustrittstelle 16
Katheterkonnektor 16
Kerley-Lines 25
Kokain 41
kontinuierlich positiver Atemwegsdruck (CPAP) 2, 19
Kontusionszeichen 25
Kooperation 24, 44
Kooperationsbereitschaft 53
Kopftieflage 18
Kyphosen 54
Kyphosierung 11, 12, 53

Lagerung 18, 21
Ligamente, sklerosierte 54
Ligamentum flavum 3, 12, 13
– sacrococcygicum 3
Liquor cerebrospinalis 6, 8
loss of resistance 53
low-dose-Heparinisierung 61

Lungencompliance, dynamische (C_{dyn}) 31, 32
Lungenkontusion 45, 48

Material 9
Methode von Gutiérrez 14
Miktionsbeschwerden 59
Morbus Bechterew 54
Motilität des Darmes 40

nasotracheales Absaugen 22, 23
Nebenwirkungen 1
negativer Druck 3
Neurolyse 41

Oxford-Ballon (nach Macintosh) 14, 15

P_aO_2 32
PAP 39
Paravertebralraum 6
Parenchymtransparenz 25
PEEP 45, 48
PEEP-Weaner 20
Periduralraum 1, 3
Periost 3, 4
Pia mater spinalis 3
Pharmakodynamik 1
Pharmakokinetik 1
Phenol 41
pinprick 17
Plexusvenen, Punktion 60
Processus spinosi 4, 11
Proctocain 41
Pruritus 43
psychische Führung 24
Pulmonalgefäße 25
pulmonalarterieller Widerstand 25

Rechts-links-Shunt (QS/QT) 20
Residualvolumen 31
Resistenzverlust (loss of resistance) 1, 12, 53
respiratory restoration factor 39
Respirometer 18, 29
Rippenfrakturen 1, 2
Rippenosteosynthesen 52

Schwellenkonzentration 8
segmentale Anästhesie 36, 37
segmentaler Einsatz 46

Seitenlage 21
Sekretdrainage 22
Sepsis 61
Spinalanästhesie 50
Spinalganglien 6
Spontanatmung 35
Spontanatmungstiefe 19
Steroide 41
Stichtechnik 9
Subarachnoidalraum 8
Sympathikustonus, erhöhter 35

Tachyphylaxie 62
TEA, Alternativmethoden 50
–, Altersgrenzen 53
–, chronische Schmerzzustände 41
–, Diagnostik 42
–, Komplikationen 60
–, Kontraindikationen 61
–, Morphin 42
–, Nebenwirkungen 58
– für Operationen 35
–, periphere Durchblutungsstörungen 41
–, polytraumatisierter beatmeter Patient 48
–, – spontan atmenter Patient 46
–, Rippenfrakturen 44
–, therapeutische Analgesie 41
– nach thorakoabdomineller Operation 40
– nach Thoraxoperation 39
Teilödeme einer Lunge 28
Therapie, unterstützende 19

thorakale Epiduralanalgesie (TEA) 2
Thoraxdeformität 27
Thoraxröntgenbild 25
Tuohy-Flügelnadel 9, 12, 13
Turbo-Peep-Weaner 20

überdrehte 110°-Seitenlage 22
Umlagern 24

Vasodilatation 18, 58
– nach Epiduralanalgesie 11
Vena(e) azygos 3
– basivertebrales 3
– cava superior 3
– hemiazygos 3
– intervertebrales 3
– spinales 3
Venengeflechte der Wirbelsäule 4
Venenplexus im Vertebralkanal 3
Verlaufskontrolle der Analgesietiefe 30
Vibrieren 22
Vitalkapazität 18, 29, 40, 42
VK-Grenzwert 30

Wirbelsäule, Frakturen 54
Wirbelsäulenveränderungen, pathologische 54
Wirkungseintritt 8
Wirkungsintensität 8
Wirkungsverlauf von Lokalanästhetika 4

Zugang, lateraler 12
ZVD 39

Akute respiratorische Insuffizienz

Herausgeber: K. Peter
1980. 83 Abbildungen, 12 Tabellen.
IX, 131 Seiten (18 Seiten in Englisch)
(Anaesthesiologie und Intensivmedizin, Band 131)
DM 58,-
ISBN 3-540-10185-3

Akutes Lungenversagen

Herausgeber: F. W. Ahnefeld,
H. Bergmann, C. Burri, W. Dick,
M. Halmágyi, G. Hossli, E. Rügheimer
Unter Mitarbeit zahlreicher Fachwissenschaftler
1979. 127 Abbildungen, 88 Tabellen.
XIV, 319 Seiten (Klinische Anästhesiologie und Intensivtherapie, Band 20)
DM 64,-
ISBN 3-540-09581-0

Anaesthesiologie und Intensivmedizin für Schwestern und Pfleger

Redaktion: D. H. G. Keuskamp
Deutsche Bearbeitung: D. Kettler
2. überarbeitete und ergänzte Auflage.
1979. 139 Abbildungen, 31 Tabellen.
XVIII, 419 Seiten
DM 48,-. Mengenpreis: Ab 20 Exemplaren 20% Nachlaß pro Exemplar
ISBN 3-540-08890-3

F. Daschner
Hygiene auf Intensivstationen

Unter Mitarbeit von H. Langmaack,
E. Scherer-Klein, L. Weber
1981. 18 Abbildungen. X, 103 Seiten
(Fortbildung Anaesthesie – Intensivmedizin)
DM 48,-. Mengenpreis: Ab 20 Exemplaren 20% Nachlaß pro Exemplar
ISBN 3-540-10602-2

W. Glinz
Thoraxverletzungen

Diagnose, Beurteilung und Behandlung
2., korrigierte Auflage. 1979. 133 Abbildungen, 31 Tabellen. X, 294 Seiten
Gebunden DM 78,-
ISBN 3-540-09695-7

M. Halmágyi, U. Schmidt-Wyk, T. Valerius
Weiterbildung 5

Praktische Unterweisung
Atmungsgymnastik, Inhalationstherapie, Atmungskontrolle
1982. 27 Abbildungen. VIII, 97 Seiten
(Fachschwester – Fachpfleger
Innere Medizin – Intensivmedizin)
DM 38,-. Mengenpreis: Ab 20 Exemplaren 20% Nachlaß pro Exemplar
ISBN 3-540-11113-1

Herz Kreislauf Atmung

Band 4 des ZAK Innsbruck 1979
Freie Themen: Kontrollierte Blutdrucksenkung, Anaesthesie bei Cardiochirurgie, Haemodynamik, Atmung
Herausgeber: B. Haid,
G. Mitterschiffthaler
1981. 263 Abbildungen, 51 Tabellen.
XIV, 335 Seiten (Anaesthesiologie und Intensivmedizin, Band 142)
DM 128,-
ISBN 3-540-10945-5

Springer-Verlag
Berlin
Heidelberg
New York

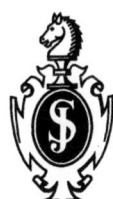

F. L. Jenkner
Nervenblockaden auf pharmakologischem und auf elektrischem Weg
Indikationen und Technik
3., neubearbeitete und erweiterte Auflage.
1980. 95 Abbildungen.
XXVIII, 132 Seiten
Gebunden DM 56,–
ISBN 3-211-81581-3

G. Wolff
Atmung und Beatmung
Ein Leitfaden für Schwestern und Pfleger
Unter Mitarbeit von E. Grädel, H. Balmer
2., neubearbeitete Auflage. 1978.
31 Abbildungen, 2 Tabellen, VI, 42 Seiten
DM 29,80. Mengenpreis: Ab 20 Exemplaren 20% Nachlaß pro Exemplar
ISBN 3-540-09062-2

Schmerzforschung – Schmerzmessung – Brustschmerz
Referate der Münchner Tagung der Gesellschaft zum Studium des Schmerzes für Deutschland, Österreich und die Schweiz e.V.
Herausgeber: A. Struppler, M. Gessler
1981. 151 Abbildungen, 26 Tabellen.
XI, 260 Seiten (23 Seiten in Englisch)
DM 65,–
ISBN 3-540-10721-5

D. Zeidler, L. Weik
Thoraxoperationen
Geleitwort von K. Junghanns
1981. 65 Abbildungen. XI, 67 Seiten
(Fortbildung Operative Medizin)
DM 54,–. Mengenpreis: Ab 20 Exemplaren 20% Nachlaß pro Exemplar
ISBN 3-540-10601-4

D. Seybold, U. Gessler
Säure-Basen-Haushalt und Blutgase
1981. 29 Abbildungen, 9 Tabellen.
IX, 48 Seiten (Fortbildung Innere Medizin – Intensivmedizin)
DM 29,80. Mengenpreis: Ab 20 Exemplaren 20% Nachlaß pro Exemplar
ISBN 3-540-10342-2

Spinal Opiate Analgesia
Experimental and Clinical Studies
Editors: T. E. Yaksh, H. Müller
1982. 55 figures, 54 tables. XII, 147 pages
(Anaesthesiologie und Intensivmedizin, Band 144)
DM 68,–
ISBN 3-540-11036-4

Springer-Verlag
Berlin
Heidelberg
New York

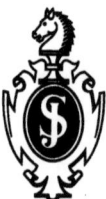

MIX
Papier aus verantwortungsvollen Quellen
Paper from responsible sources
FSC® C105338

If you have any concerns about our products,
you can contact us on
ProductSafety@springernature.com

In case Publisher is established outside the EU,
the EU authorized representative is:
**Springer Nature Customer Service Center GmbH
Europaplatz 3, 69115 Heidelberg, Germany**

Printed by Libri Plureos GmbH
in Hamburg, Germany